SIMPLY
ERNÄHRUNG

DK

DK | Penguin Random House

Lektorat
Daniel Byrne, Michael Clark, Vicki Murrell, Rachel Warren Chadd, Gareth Jones, Liz Wheeler, Jonathan Metcalf

Gestaltung und Bildredaktion
Daksheeta Pattni, Lee Griffiths, Karen Self

Umschlaggestaltung
Sophia M.T.T., Akiko Kato

Herstellung
Robert Dunn, Nancy-Jane Maun

Für die deutsche Ausgabe:
Projektbetreuung Carmen Brand
Herstellungskoordination Bianca Isack
Herstellung Stefanie Staat

Titel der englischen Originalausgabe:
Simply Nutrition

Übersetzung Susanne Keller
Lektorat Kathrin Gritschneder

ISBN 978-3-8310-4851-9
5902-334440-23266-04

Druck und Bindung TBB, a.s., Slowakei

MIX
Papier | Fördert gute Waldnutzung
FSC® C018179

www.dk-verlag.de

BERATUNG

Juliette Kellow ist Ernährungsberaterin und begeistert sich für Lebensmittel, Ernährung und Gesundheit. Sie war für den *NHS,* die Industrie und als Herausgeberin des Magazins *Top Santé* tätig. Aktuell berät Juliette viele Lebensmittelhersteller, Industrie und Handel sowie PR-Agenturen. Sie ist Mitglied der *British Dietetic Association,* schreibt regelmäßig für Zeitschriften, Zeitungen und online, und ist Co-Autorin bei mehreren Ernährungsratgebern.

MITWIRKENDE

Fiona Hunter ist eine sehr angesehene und erfahrene Ernährungswissenschaftlerin, bekannt für ihren faktenbasierten, praktischen Ansatz. Nach einiger Zeit als Ernährungsberaterin beim *NHS* wechselte sie zum Magazin *Good Housekeeping*. Zurzeit ist Fiona freiberuflich als Beraterin tätig und schreibt u. a. für überregionale Zeitungen und Zeitschriften. Ihr Ziel ist, ehrlich und vorurteilsfrei über Ernährung zu informieren, um bewusste Entscheidungen zu ermöglichen, welche Nahrung man zu sich nimmt.

Hinweis:
Für die deutsche Ausgabe wurden die Inhalte auf der Basis der aktuellen Empfehlungen der Deutschen Gesellschaft für Ernährung e.V. (DGE) angepasst.

Haftungsausschluss
Weder Verlag noch Autorin beabsichtigen mit diesem Buch eine medizinisch-fachliche Beratung oder Dienstleistung. Die hier vorgestellten Ideen, Maßnahmen und Vorschläge ersetzen keinesfalls den Besuch beim Hausarzt. Gesundheitliche Fragen erfordern grundsätzlich medizinische Betreuung. Weder die Autorin noch der Verlag sind haftbar oder verantwortlich für Nachteile oder Schädigungen, die durch in diesem Buch enthaltene Informationen oder Vorschläge vermeintlich entstanden sind.

INHALT

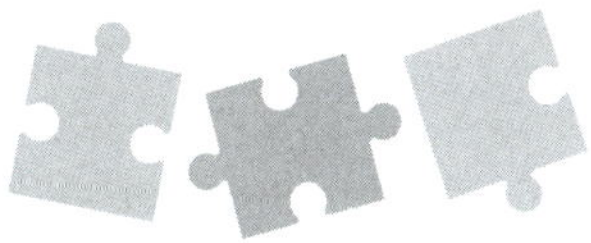

WAS IST **NAHRUNG?**

VERDAUUNG UND **VERWERTUNG** VON ESSEN

GESUNDE NAHRUNG **WÄHLEN**

GESUND IN JEDEM **ALTER**

VON KOPF BIS FUSS GESUND

ESSMUSTER UND **DIÄTEN**

NAHRUNG UND **KRANKHEIT**

WAS IST ERNÄHRUNG?

Bereits der altgriechische Arzt Hippokrates von Kos (460–ca. 377 v. Chr.) stellte fest, dass Ernährung und körperliche Aktivität im richtigen Maß und Verhältnis zueinander den Schlüssel zu einem gesunden Leben darstellen. Die moderne Wissenschaft bestätigt diese Hypothese und hat außerdem die Wirkungsweise der Ernährung aufgedeckt. Heute bieten Ärzte, Fitnessexperten, Prominente und Lebensmittelvermarkter ihren Rat an, aber persönliche Ansichten und Verkaufstaktiken erschweren es oft, Fakten von Science Fiction zu trennen. Die Grundlagen sind jedoch unanfechtbar. Wir brauchen bestimmte Mengen an Eiweiß, Fett, Kohlenhydraten und Ballaststoffen, damit unser Körper wachsen, sich entwickeln und gesund bleiben kann. Unverzichtbar für die Gesundheit sind außerdem Vitamine, Mineralstoffe, sekundäre Pflanzenstoffe und Flüssigkeit, ohne die wir Menschen nur wenige Tage auskommen können. Unser erstaunliches Verdauungssystem entzieht der Nahrung die Nährstoffe und verpackt den Rest als Abfall. Verantwortlich für den komplexen Vorgang sind Enzyme, Gallenflüssigkeit und Billionen von Mikroorganismen, das sogenannte Mikrobiom des Darmtrakts.

Eine ausgewogene und abwechslungsreiche Ernährung mit Schwerpunkt auf pflanzlichen Lebensmitteln bietet alles, was wir brauchen. Nicht ein bestimmter Nährstoff, sondern eine insgesamt gesunde Ernährung kann minutenschnell für mehr Energie und Konzentration sorgen. Innerhalb von Tagen kann sie Verdauungs- und Schlafprobleme beheben und stimmungsaufhellend wirken. Innerhalb von Monaten kann sie Haut, Gewicht, Blutdruck und Cholesterinwerte positiv beeinflussen. Langfristig kann sie vor Herz-Kreislauf-Erkrankungen, Typ-2-Diabetes, Osteoporose und vielen Krebsarten schützen.

Experten schätzen, dass eine gesündere Ernährung weltweit einen von fünf Todesfällen vermeiden und sich positiv auf die Zukunftsfähigkeit unseres Planeten auswirken könnte. Kurz: Das Wissen über die sinnvolle Ernährung ist der erste Schritt in ein gesünderes, längeres und nachhaltigeres Leben.

WAS IS
NAHRU

T

N G ?

Essen bedeutet Leben. Nahrung bildet im Zusammenspiel mit Wasser die Grundlage unseres Lebens. Sie spendet den Organen die nötige Energie, um effizient arbeiten zu können, und versorgt uns mit Flüssigkeit. Die Bausteine der Nahrung – Proteine, Fett, Kohlenhydrate, Ballaststoffe, Vitamine und Mineralstoffe – greifen ineinander, um unser Überleben zu garantieren. Diesem faszinierenden Zusammenspiel verdanken wir unsere Gesundheit und unser Wohlbefinden.

WOZU NAHRUNG?

Nahrung bedeutet Leben. Sie umfasst alle festen und flüssigen Stoffe, die der Körper zur Erzeugung von Energie, für Wachstum und Zellreparatur benötigt. Die Bausteine der Nahrung – also die Nährstoffe – mit diesen Aufgaben sind Proteine, Fett, Kohlenhydrate, Vitamine und Mineralstoffe. Pflanzen versorgen uns mit sekundären Pflanzen- sowie Ballaststoffen, die nicht essenziell, aber sehr gesund sind. Wasser ist die Grundvoraussetzung für Leben, wir nehmen es beim Essen und Trinken auf.

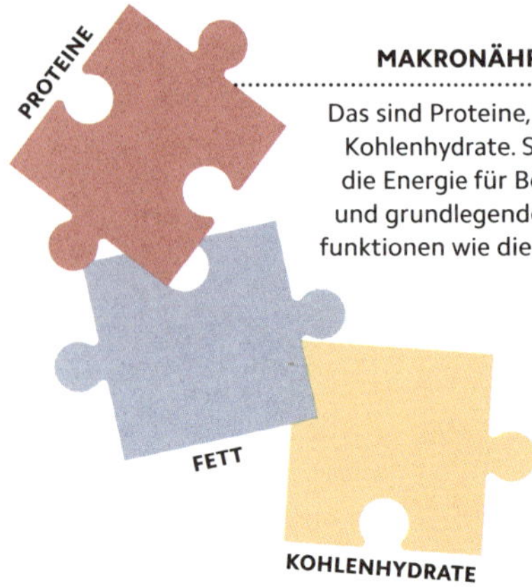

MAKRONÄHRSTOFFE

Das sind Proteine, Fett und Kohlenhydrate. Sie liefern die Energie für Bewegung und grundlegende Körperfunktionen wie die Atmung.

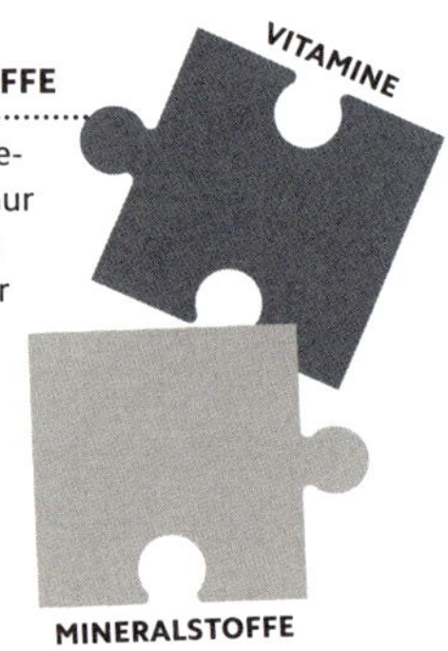

MIKRONÄHRSTOFFE

Vitamine und Mineralstoffe werden nur in kleinen Mengen benötigt, sind aber unverzichtbar für Entwicklung und Funktion des Körpers (siehe S. 22).

WASSER

Der Körper eines Erwachsenen besteht zu etwa 60 % aus Wasser. Es ist lebenswichtig für fast alle Körperfunktionen (siehe S. 42).

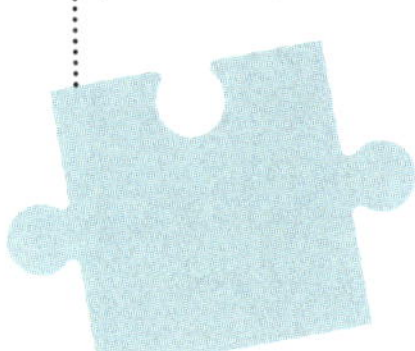

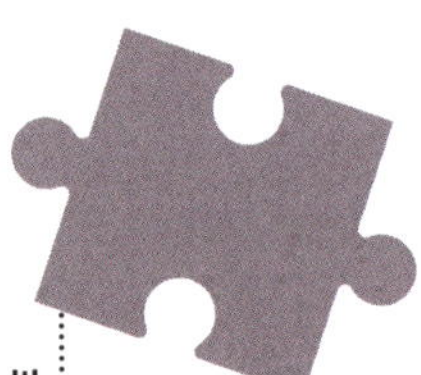

PHYTONÄHRSTOFFE

Auch sekundäre Pflanzenstoffe genannt, tragen diese pflanzlichen Inhaltsstoffe in vielerlei Hinsicht zu unserer Gesundheit bei (siehe S. 40–41).

BALLASTSTOFFE

Ballaststoffe sind unverdauliche Kohlenhydrate (siehe S. 18) und wichtig für ein gesundes Verdauungssystem (siehe S. 106).

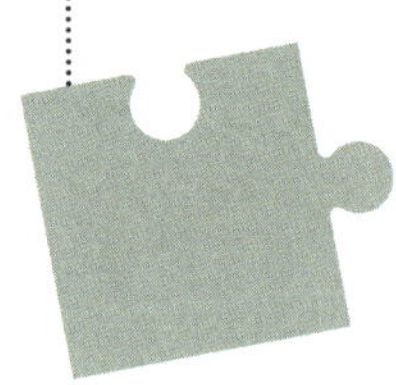

Kalorien zählen

Der Energiegehalt der Nahrung hängt davon ab, wie viel Eiweiß, Fett und Kohlenhydrate sie enthält. Da Fett mehr als doppelt so viele Kalorien pro Gramm wie Eiweiß oder Kohlenhydrate liefert, hat fettreiches Essen mehr Kalorien.

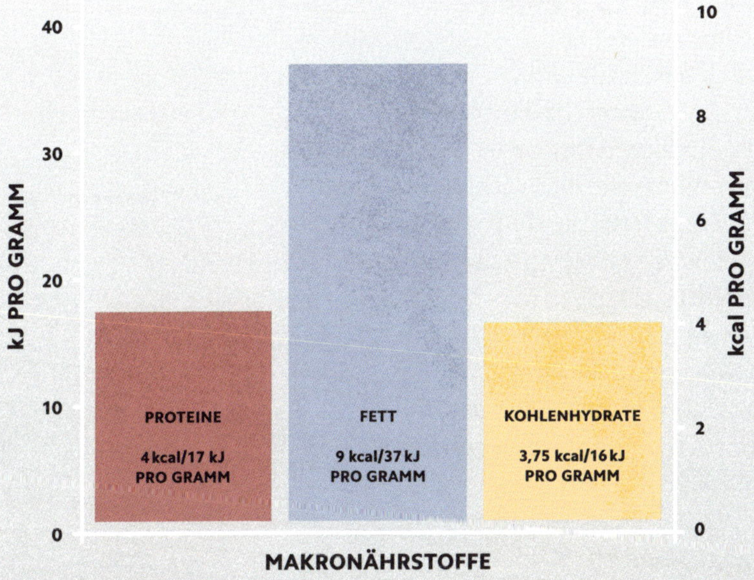

NAHRUNG SPENDET ENERGIE

Die aus Nahrung gewonnene Energie wird in Kilokalorien (kcal), oft kurz »Kalorien« genannt, oder Kilojoules (kJ) gemessen. Die drei wichtigsten Energielieferanten sind Eiweiß, Fett und Kohlenhydrate. Daneben nutzt der Körper zur Energiegewinnung in den Mitochondrien auch kurzkettige Fettsäuren (siehe S. 52), die Darmbakterien durch Fermentation aus bestimmten Ballaststoffen bilden. Ballaststoffe per se liefern nur 2 kcal (8 kJ) pro Gramm, Alkohol hingegen 7 kcal (29 kJ) pro Gramm.

ENERGIEAUFNAHME UND -VERBRAUCH

Der Energiebedarf berechnet sich aus dem Energieverbrauch in Ruhe und dem für körperliche Aktivität – daher variiert er von Mensch zu Mensch und auch von Tag zu Tag. Sind Energieaufnahme und -verbrauch im Gleichgewicht, ist der Energiehaushalt ausgeglichen und das Gewicht bleibt stabil. Liefert die Nahrung jedoch mehr Energie, als wir verbrauchen (positive Energiebilanz), wird die überschüssige Energie zum Aufbau von Fettgewebe genutzt, was zu Gewichtszunahme führt. Wird weniger Energie aufgenommen als verbraucht (negative Energiebilanz), dient das Fettgewebe als Energiespender, und Gewicht wird abgebaut. Ist nicht genug Fettgewebe vorhanden oder die Energieaufnahme zu gering (etwa bei Diäten), baut der Körper zudem Protein aus den Muskeln ab, um sich mit ausreichend Energie zu versorgen.

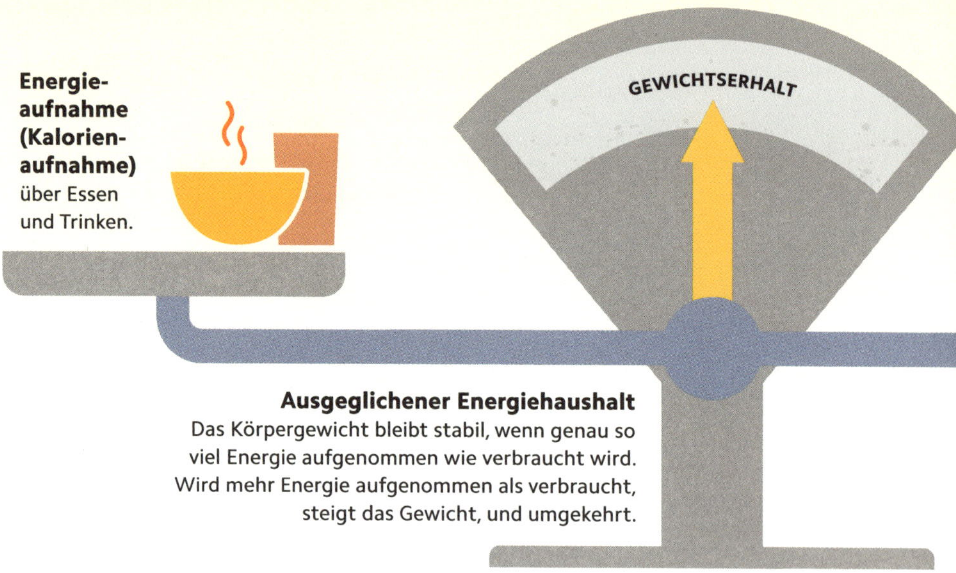

Energieaufnahme (Kalorienaufnahme) über Essen und Trinken.

Ausgeglichener Energiehaushalt
Das Körpergewicht bleibt stabil, wenn genau so viel Energie aufgenommen wie verbraucht wird. Wird mehr Energie aufgenommen als verbraucht, steigt das Gewicht, und umgekehrt.

Die Energie für jede Art von Bewegung, einschließlich der Selbstfürsorge und der körperlichen Aktivitäten

Die Energie, die der Körper zur Verwertung der Nahrung benötigt, wird auch als thermischer Effekt (TEF) bezeichnet.

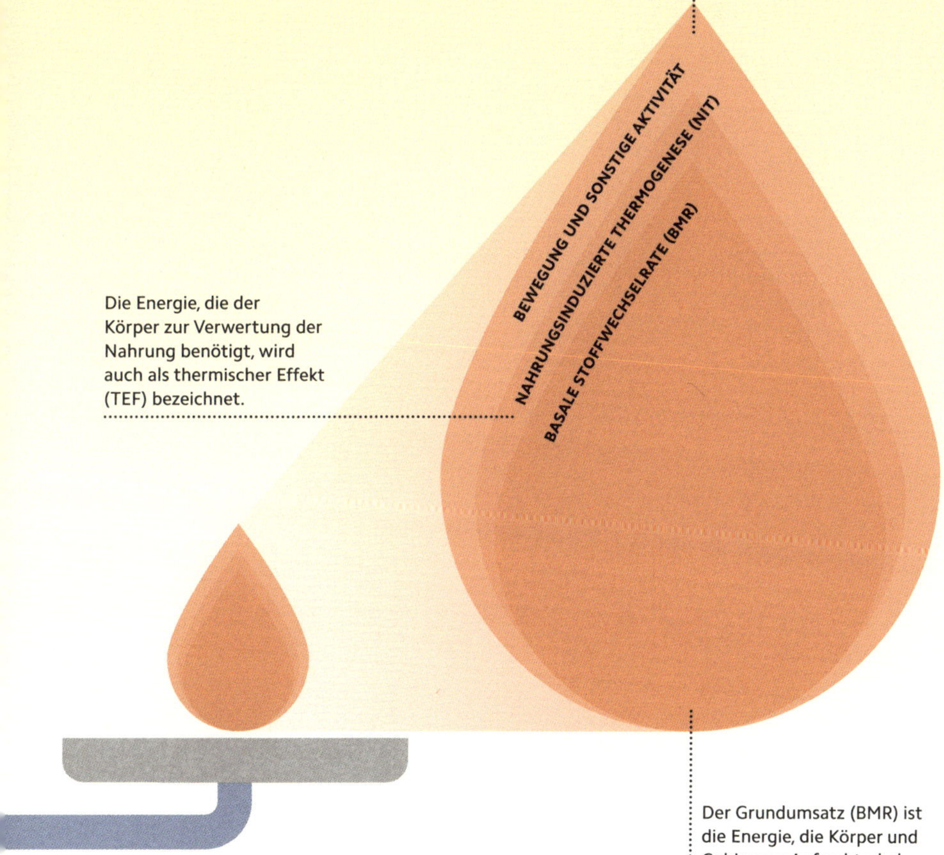

Der Grundumsatz (BMR) ist die Energie, die Körper und Gehirn zur Aufrechterhaltung der Grundfunktionen benötigen, und macht etwa drei Viertel des menschlichen Energiebedarfs aus. Die BMR hängt von Körperbau, Geschlecht, Genen, Alter und anderen Faktoren ab.

Energieverbrauch (Kalorienverbrauch)
Er besteht aus dem Grundumsatz bzw. aus der basalen Stoffwechselrate (BMR), der nahrungsinduzierten Thermogenese (NIT) sowie Bewegung und sonstigen Aktivitäten.

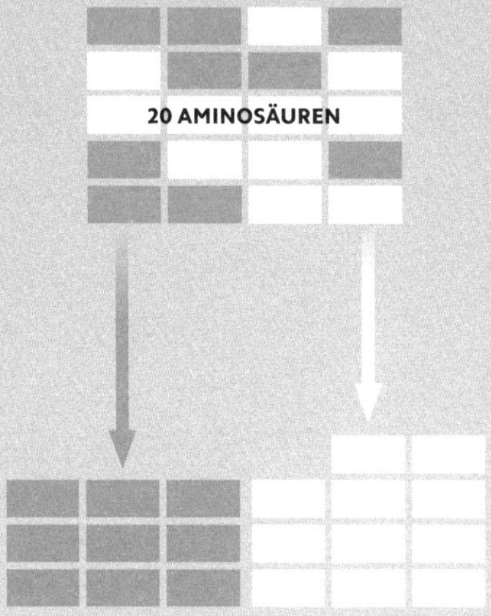

Essenzielle Aminosäuren müssen über die Nahrung zugeführt werden. Manche Nahrungsmittel (Fleisch, Fisch, Eier, Milchprodukte, Soja, Quinoa, Buchweizen) enthalten alle neun. Bestimmte Getreidesorten, Hülsenfrüchte, Nüsse und Samen enthalten einige, aber nicht alle.

Nicht-essenzielle Aminosäuren kann der Körper selbst herstellen und müssen nicht über die Nahrung aufgenommen werden. Alle Proteine aus tierischen und pflanzlichen Nahrungsmitteln sind reich an nicht-essenziellen Aminosäuren und tragen damit zu einer gesunden Ernährung bei.

BAUKASTENSYSTEM

Proteine bestehen aus vielen Einzelbausteinen, den Aminosäuren. Der Körper benötigt 20 verschiedene Aminosäuren, um einwandfrei zu funktionieren. Neun davon kann er nicht selbst herstellen und muss sie über die Nahrung aufnehmen. Sie heißen daher »essenzielle« oder »unentbehrliche« Aminosäuren. Die übrigen elf kann der Körper selbst herstellen (oder aus Nahrung beziehen), sie sind also »nicht-essenziell« oder »entbehrlich«. Einige von ihnen können etwa in der Schwangerschaft, bei Krankheiten oder für Kinder essenziell sein, wenn der Körper sie nicht in ausreichender Menge herstellen kann. Sie gelten daher als »semi-essenziell«.

VIELFÄLTIGE AUFGABEN

Es gibt Tausende Arten von Proteinen, jedem kommt im Körper eine bestimmte Funktion zu – je nach Kombination und Reihenfolge der verketteten Aminosäuren. Proteine sind in jeder Zelle des Körpers vorhanden, wo sie für Wachstum, Reparatur und Erhalt von Zellgewebe sorgen. Dabei werden sie ständig erneuert und ersetzt – ein Vorgang, der als Protein-Turnover oder -umsatz bekannt ist. Einige Proteine wirken bei Aufbau und Erhalt von Haut, Haar, Muskeln und Knochen mit, andere dienen der Herstellung von Enzymen, Hormonen oder Antikörpern. Proteine können aber auch Energie liefern.

Immunsystem
Antikörper sind Proteine, die den Körper vor schädlichen Bakterien und Viren schützen.

Energie
Proteine können dem Körper Energie liefern, wenn Fett und Kohlenhydrate knapp werden.

Muskelaufbau
Proteine sind unerlässlich für den Aufbau und den Erhalt von Muskelmasse.

Hormone
Viele Hormone, wie zum Beispiel Insulin oder Wachstumshormone, bestehen aus Proteinen.

Enzymaktivität
Enzyme sind Proteine, die Tausende von chemischen Reaktionen als Katalysatoren unterstützen, etwa bei der Verdauung.

Stofftransport
Viele Proteine transportieren Stoffe im Körper (z. B. Hämoglobin, das Sauerstoff aus der Lunge in die Zellen transportiert).

Genexpression
Gene enthalten die Anleitung zur Herstellung von Proteinen, die Körpermerkmale bestimmen (z. B. Größe oder Augenfarbe).

Strukturbildung
Proteine sorgen für Kraft, Festigkeit oder Elastizität von Zellen oder Gewebe (z. B. Keratin in Haar und Nägeln, Kollagen in Knochen, Sehnen und Haut).

Alle Fettsäuren haben an einem Ende eine Gruppe aus Kohlen-, Wasser- und Sauerstoffatomen.

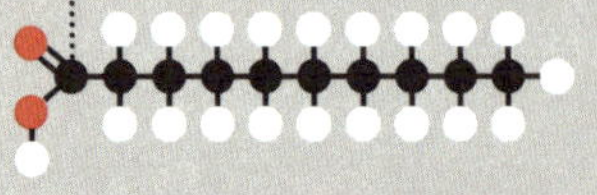

Gesättigte Fettsäuren
Kohlenstoff- und Wasserstoffatome sind einzeln miteinander verbunden. Beispiele sind Palmitin- und Stearinsäure in Butter.

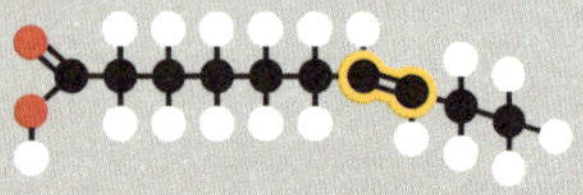

Transfettsäuren
Eine oder mehrere Doppelbindungen haben ein Wasserstoffatom an gegenüberliegenden Seiten und kommen vor allem in industriellen Lebensmitteln vor.

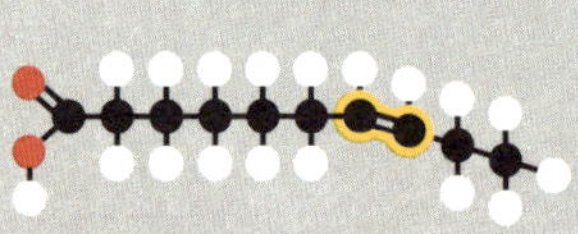

Einfach ungesättigte Fettsäuren
Eine Doppelbindung mit zwei Kohlenstoffatomen hängt an zwei nebeneinanderliegenden Wasserstoffatomen. Ölsäure in Olivenöl ist ein Beispiel.

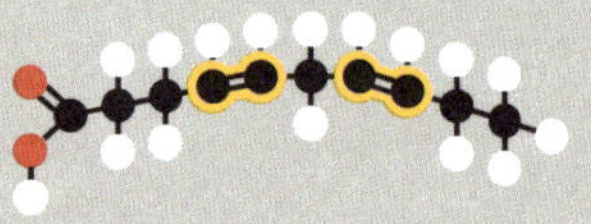

Mehrfach ungesättigte Fettsäuren
Diese besitzen mindestens zwei Doppelbindungen. Beispiele sind Linolsäure in Pflanzenölen und Alpha-Linolensäure in Leinsamen und Walnüssen.

Sauerstoff · Wasserstoff · Kohlenstoff · Doppelbindung

DIE STRUKTUR VON FETT

Fette heißen auch Triglyceride und bestehen aus je drei Fettsäuren und einem Teil Glycerin. Dabei können die Fettsäuren wiederum gesättigt sowie einfach oder mehrfach ungesättigt sein – je nach Aufbau ihrer Kohlenstoff- und Wasserstoffmoleküle (siehe oben). Bei Zimmertemperatur feste Fette enthalten in der Regel mehr gesättigte Fettsäuren, weiche oder flüssige Fette eher ungesättigte. Ungesättigte Fettsäuren sind wertvoll für unsere Gesundheit, gesättigte Fettsäuren können dagegen den Cholesterinspiegel erhöhen, Transfettsäuren sollte man möglichst meiden.

DIE FUNKTION VON FETT

Fett ist eine hoch konzentrierte Energiequelle für den Körper. Ist der Energiebedarf gedeckt, wird der Überschuss an Fett im Fettgewebe gespeichert, das die größeren Organe schützt und abpolstert sowie den Körper isoliert. Es dient zudem als Energiereserve, wenn sich der Bedarf erhöht oder weniger Nahrung aufgenommen wird. Fettsäuren sind für Körperzellen überlebenswichtig, allein das Gehirn besteht neben viel Wasser zu 60 Prozent seines Trockengewichts aus Fett. Fett transportiert die fettlöslichen Vitamine A, D, E, und K im Körper und liefert Linolsäure sowie Alpha-Linolensäure – essenzielle Fettsäuren, die der Körper zum Wachstum benötigt, aber nicht selbst herstellen kann.

GEHIRN

Das Gehirn benötigt eine ausreichende Versorgung mit Fettsäuren, um sich gesund zu entwickeln und ein Leben lang optimal zu funktionieren.

ZELLMEMBRANEN

Fettsäuren sind Hauptbestandteil der Phospholipide, fettartiger Stoffe, die die Zellmembranen bilden und Energie für Zellen speichern und liefern.

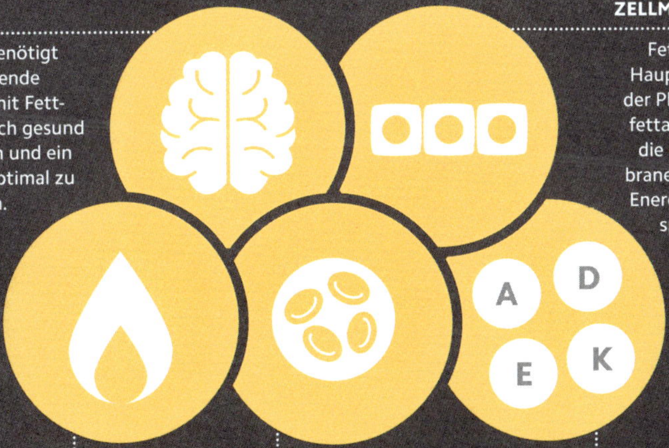

ENERGIE

Im Fettgewebe gespeichertes Fett ist eine schnell abrufbare Energiequelle und stellt das Funktionieren von Gehirn und anderen Organen sicher.

BLUTGERINNUNG

Hormonartige Stoffe wie Prostaglandine, die die Blutgerinnung regulieren, bestehen zum Teil aus Fettsäuren.

VITAMINE

Mit Fett aus der Nahrung kann der Körper fettlösliche Vitamine aufnehmen und verarbeiten. Überschüssiges Fett wird im Fettgewebe und der Leber gespreichert.

EINFACHE UND KOMPLEXE KOHLENHYDRATE

Kohlenhydrate werden mittels Photosynthese in Pflanzen gebildet und bestehen oft nur aus einem Glukose- oder Zuckermolekül. Je nach Länge der Kette, die entsteht, wenn Glukosemoleküle sich chemisch verbinden, unterteilt man die Kohlenhydrate (siehe rechts). Mit ein oder zwei Einheiten heißen sie einfache, mit drei oder mehr Einheiten komplexe Kohlenhydrate. Letztere teilen sich in zwei weitere Kategorien: Oligo- und Polysaccharide. Je kürzer die Kette, desto rascher werden die Kohlenhydrate aufgespalten. Ballaststoffe gehören zu den komplexen Kohlenhydraten, die im Dünndarm nicht in Glukosemoleküle aufgespalten werden können. Sie spielen jedoch eine wichtige Rolle für die Darmgesundheit (siehe S. 106).

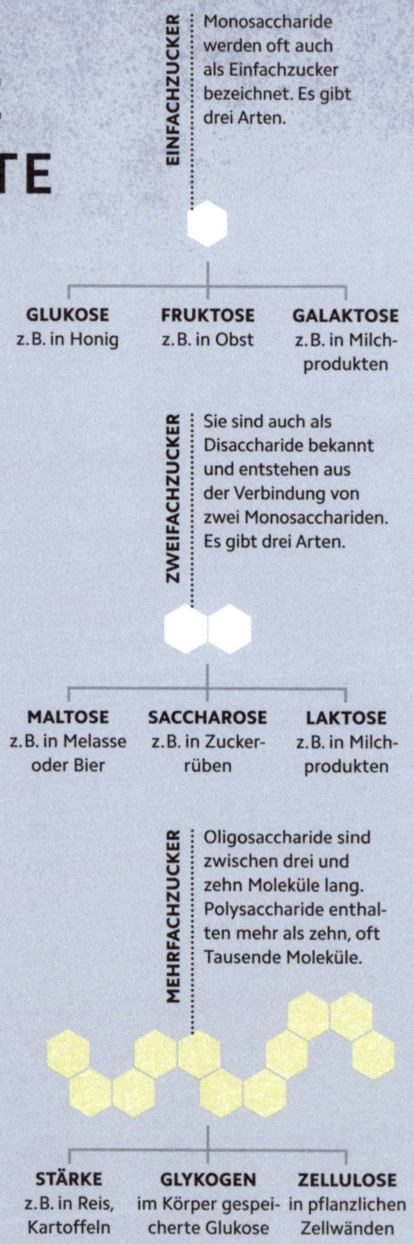

Zuckerketten
Einfache Kohlenhydrate (weiß dargestellt) sind die Bausteine für größere, komplexere Kohlenhydrate (gelb).

Schnelle Energie

Glukose wird im Blut transportiert. Sobald der Glukosegehalt im Blut steigt, wird Insulin freigesetzt, das die Glukose in die Zellen schleust. Überschüssige Glukose wird in Leber und Muskeln gespeichert – oder als Fett, falls die Speicher schon voll sind.

Leber als Speicher

Glukose wird als Glykogen in der Leber gespeichert und bei Bedarf rasch wieder in Glukose umgewandelt. Beim Fasten reichen die Glykogenspeicher nur 12–18 Stunden, danach greift der Körper auf die Fett- und Eiweißreserven zurück.

Muskeln als Speicher

Auch Muskeln speichern Glukose in Form von Glykogen. Sie kann dort schnell wieder abgerufen werden, wenn Glukose gebraucht wird – etwa beim Sport.

Fettspeicher

Sind die Zellen ausreichend versorgt und die Glykogenspeicher in Leber und Muskeln voll, wird Glukose in Fettsäuren umgewandelt und als Fettgewebe gespeichert.

BREITES LEISTUNGSSPEKTRUM

Kohlenhydrate haben vor allem die Aufgabe, den Körper mit Energie zu versorgen. Bei der Verdauung werden die Ketten in Glukose aufgespalten, die die Zellen und Organe mit Energie beliefert. Das Gehirn benötigt die meiste Energie und ist für seine Milliarden Nervenzellen auf eine ständige Versorgung mit Glukose angewiesen. Der Körper speichert außerdem kleine Mengen Glukose als Glykogen in Leber und Muskeln. Überschüssige Glukose wird in Fettsäuren umgewandelt und als Depotfett im Fettgewebe gespeichert. Ballaststoffe können nur begrenzt zu Glukose abgebaut werden, aber sie können dabei helfen, deren Aufnahme im Körper sowie Hungergefühl und Blutzucker zu regulieren.

WAS SIND BALLASTSTOFFE?

Ballaststoffe ist der Oberbegriff für Bestandteile pflanzlicher Lebensmittel, die die Bakterien des Dünndarms nicht aufspalten können. Sie gelangen unverdaut in den Dickdarm, wo einige von ihnen von »guten« Darmbakterien abgebaut werden können. Präbiotika sind Ballaststoffe, die das Wachstum dieser Bakterien fördern. Bisher wurden Ballaststoffe in lösliche und unlösliche eingeteilt, inzwischen klassifiziert man sie nach ihren Eigenschaften, wie Viskosität (Gelbildung im Darm, wichtig für die Nährstoffaufnahme) und Fermentierbarkeit (hat Einfluss auf Darmbakterien). Um von allen Ballaststoffarten zu profitieren, sollte man möglichst unterschiedliche pflanzliche Nahrung essen. Auch resistente Stärke wird nicht im Dünndarm verdaut, sondern dient bestimmten Dickdarmbakterien als Nahrung, was sich positiv auf unsere Gesundheit auswirkt.

BALLASTSTOFFQUELLEN

Beta-Glucan
z. B. Hafer und Gerste

Zellulose und Hemizellulose
z. B. Getreide, Obst, Gemüse und Nüsse

Pflanzengummi und Schleimstoffe
z. B. Samen und Algenextrakte

Lignane
z. B. äußere Schalenschichten von Getreide sowie Sellerie

Oligofruktose und Inulin
z. B. Zwiebeln, Lauch, Spargel, Hülsenfrüchte und Chicorée

Pektine
z. B. Obst, Gemüse, Nüsse, Hülsenfrüchte und Kartoffeln

Resistente Stärke
z. B. gekochte und abgekühlte Kartoffeln, Nudeln, Getreide, Reis und Hülsenfrüchte

Pluspunkte für die Gesundheit
Reichlich Ballaststoffe und resistente Stärke aus möglichst vielfältigen pflanzlichen Lebensmitteln bringen viele Vorteile für Gesundheit und Wohlbefinden mit sich.

Senkung des Cholesterinspiegels
Einige Ballaststoffe binden Cholesterin im Darm und verhindern so dessen Aufnahme. Cholesterinwerte im gesunden Bereich können das Risiko von Herz-Kreislauf-Krankheiten und Schlaganfällen mindern.

Verstärkung der Sättigung
Längeres Sättigungsgefühl bremst Hunger und kann so helfen, Gewichtszunahme und damit Fettleibigkeit (Adipositas) und mit ihr verbundene Gesundheitsprobleme zu vermeiden.

Verbesserte Regulierung des Blutzuckerspiegels
Ballaststoffe verlangsamen die Glukoseaufnahme und mindern bei ausreichender Zufuhr das Risiko, an Typ-2-Diabetes zu erkranken.

Förderung der Darmgesundheit
Bei der bakteriellen Fermentation von Ballaststoffen werden kurzkettige Fettsäuren gebildet, die uns vor Dickdarmkrebs schützen können.

Senkung der Verweildauer des Nahrungsbreis
Der Stuhl passiert den Darm schneller, ist voluminöser und weicher. Das kann Verstopfung, Divertikulitis und Dickdarmkrebs verhindern.

Vitamine

Es gibt 13 lebenswichtige Vitamine, die entweder wasserlöslich oder fettlöslich sind. Danach richtet sich, ob sie im Körper gespeichert werden.

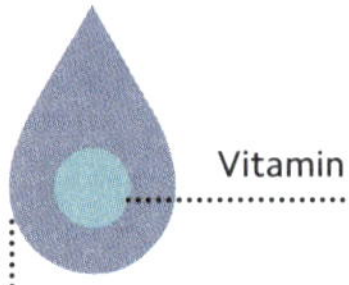

WASSERLÖSLICH

Alle B-Vitamine sowie Vitamin C sind wasserlöslich und durch die leichte Aufnahme im Organismus schnell verfügbar. Überschüssige Vitamine werden mit dem Urin ausgeschieden.

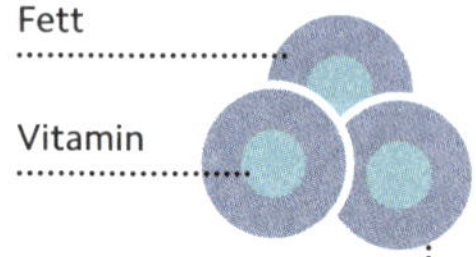

FETTLÖSLICH

Die Vitamine A, D, E und K werden leichter mit fetthaltiger Nahrung aufgenommen. Der Körper speichert sie in der Leber und im Fettgewebe für eine spätere Verwendung.

VITAMINE UND MINERALSTOFFE

Vitamine und Mineralstoffe sind für die normale Entwicklung und das Funktionieren unseres Körpers essenziell. Sie zählen zu den Mikronährstoffen, weil sie nur in kleinen Mengen benötigt werden und nicht der Energiegewinnung dienen. Eine ausgewogene Ernährung enthält alle Mikronährstoffe und verhindert Mangelerscheinungen, die zu ernsthaften Gesundheitsproblemen führen können. Unter bestimmten Umständen können Nahrungsergänzungsmittel notwendig sein (siehe S. 83). In diesem Fall sollte immer Rücksprache mit dem Arzt oder der Ärztin gehalten und die Angaben auf der Verpackung befolgt werden.

Mineralstoffe

Man unterscheidet zwei Gruppen – die Mengenelemente und Spurenelemente, je nachdem, in welchen Mengen sie in einem gesunden Körper vorliegen.

MENGENELEMENTE

Ihre Konzentration beträgt über 50 mg/kg Körpergewicht. Zu ihnen gehören Kalzium, Phosphor, Kalium, Natrium, Chlor, Magnesium und Schwefel.

SPURENELEMENTE

Sie liegen in geringer Konzentration vor. Zu ihnen gehören Arsen, Cobalt, Nickel, Eisen, Zink, Kupfer, Mangan, Silizium, Zinn, Vanadium, Selen, Jod, Fluor, Chrom und Molybdän.

FÜR ADLER-AUGEN

Unter Vitamin A versteht man eine Gruppe von Verbindungen mit ähnlicher Wirkung, deren zentrale Form Retinol ist. Zudem können die Pflanzenfarbstoffe der Provitamin-A-Karotinoide (z.B. Beta-Karotin) im Körper zu Vitamin A umgewandelt werden. Sie kommen in Blattgemüse sowie orangen, roten und gelben Gemüse- und Obstsorten vor. Retinol heißt als aktive Variante des Vitamins auch »vorgeformtes« Vitamin A, während die Karotinoide Provitamine sind. Der Nährstoff ist essenziell für unsere Sehkraft (vor allem bei schwachem Licht), stärkt das Immunsystem und sorgt für gesunde Haut und Schleimhäute (z.B. die Schutzschicht in Nase, Mund, Lunge und Magen). Vitamin-A-Mangel ist in Europa selten, stellt jedoch in Entwicklungsländern eine ernste Gefahr dar und kann zu einer erhöhten Anfälligkeit für Infektionen, Unfruchtbarkeit, Wachstumsverzögerung, Hautkrankheiten oder Nachtblindheit führen. Zu hohe Vitamin-A-Dosen vor oder während einer Schwangerschaft können schaden (siehe S. 94).

WICHTIGE QUELLEN

- VOLLMILCHPRODUKTE (RETINOL)
- EIER (RETINOL)
- ORANGE/ROTE/GELBE OBST- UND GEMÜSESORTEN (BETA-KAROTIN)
- GRÜNES BLATTGEMÜSE (BETA-KAROTIN)

WICHTIGE AUFGABEN

- WICHTIG FÜR DEN SEHVORGANG
- STÄRKT DAS IMMUNSYSTEM
- SORGT FÜR GESUNDE HAUT
- SCHÜTZT DIE SCHLEIMHÄUTE

DIE MULTITALENTE

Das Vitamin B gibt es nicht. Stattdessen bilden mehrere Vitamine mit ähnlichen Eigenschaften und Funktionen die Gruppe der B-Vitamine. Ihre Hauptaufgabe besteht darin, Nahrung in Energie umzuwandeln, Nerven und Gehirn zu versorgen und rote Blutkörperchen zu bilden. B-Vitamine kommen in vielen Nahrungsmitteln vor (siehe Tabelle rechts). Je vielseitiger die Ernährung ist, desto besser. Vitamin B_{12} kommt allerdings nur in tierischen Produkten vor, sodass Veganer*innen ihre Spiegel regelmäßig kontrollieren lassen und eventuell auf Nahrungsergänzungsmittel zurückgreifen sollten. Gesundheitsinstitutionen in vielen Ländern empfehlen außerdem die Einnahme eines Folsäurepräparats (eine synthetische Form von Folat, Vitamin B_9) bei Kinderwunsch und während der ersten drei Schwangerschaftsmonate, um Neuralrohrdefekte wie Spina bifida bei ungeborenen Kindern zu verhindern.

VITAMIN B_1 (THIAMIN)	Rotes Fleisch, Vollkornprodukte, angereicherte Cerealien, Brot, Hülsenfrüchte, Nüsse, Samen
VITAMIN B_2 (RIBOFLAVIN)	Rotes Fleisch, Geflügel, Fettfisch, Eier, Milchprodukte, angereicherte Cerealien, Pilze, Mykoprotein
VITAMIN B_3 (NIACIN)	Fisch, mageres Fleisch, Innereien sowie Brot, Erdnüsse und Pilze; aus Pflanzen schwerer verfügbar
VITAMIN B_5 (PANTOTHENSÄURE)	In fast allen Lebensmitteln enthalten; Fleisch, Fisch, Eier, Weichkäse, Erdnüsse, Vollkornprodukte, Pilze
VITAMIN B_6 (PYRIDOXIN)	Vollkorngetreide, Hasel- und Walnüsse, rote Paprika, Sardinen, Makrelen, Schweinefleisch
VITAMIN B_7 (BIOTIN)	Innereien, Sojabohnen, erhitzte Eier, Nüsse, Sonnenblumenkerne, Haferflocken, Pilze, Milchprodukte
VITAMIN B_9 (FOLSÄURE)	Grünes Blattgemüse, Tomaten, Hülsenfrüchte, Nüsse, Orangen, Sprossen, Vollkornprodukte, Kartoffeln, Leber, Eier
VITAMIN B_{12} (COBALAMIN)	Nur in tierischen Lebensmitteln in relevanten Mengen; rotes Fleisch, Geflügel, Fisch, Meeresfrüchte, Eier, Milchprodukte

UMWANDLUNG VON NÄHRSTOFFEN IN ENERGIE	STÄRKT DAS NERVENSYSTEM	UNTERSTÜTZT KOGNITIVE FUNKTIONEN	HILFT BEI DER BILDUNG VON ROTEN BLUTKÖRPERCHEN	UNTERSTÜTZT DAS IMMUNSYSTEM	VERMINDERT MÜDIGKEIT UND ERSCHÖPFUNG	SCHÜTZT HAUT UND SCHLEIMHÄUTE
●	●	●				
●	●		●		●	●
●	●	●			●	●
●		●			●	
●	●	●	●	●	●	
●	●	●				●
		●	●	●	●	
●	●	●	●	●	●	

HÜTER DES IMMUNSYSTEMS

WICHTIGE QUELLEN

ZITRUSFRÜCHTE · PAPRIKA · BEEREN · BLATTGEMÜSE

Vitamin C (Ascorbinsäure) ist wichtig für die Immunabwehr und die Bildung von Kollagen – einem Protein, das an Wundheilung sowie Aufbau und Stärkung von Bindegewebe, Knochen, Knorpeln, Gefäßen, Zähnen und Zahnfleisch beteiligt ist. Vitamin C stärkt das Nervensystem, wirkt sich womöglich positiv auf die Psyche aus und schützt als Antioxidans vor Zellschäden. Es fördert zudem die Aufnahme von Eisen aus pflanzlicher Nahrung und ist daher ein nützlicher Nährstoff bei veganer oder vegetarischer Ernährung (siehe S. 126). Starke Mangelerscheinungen können zu Skorbut führen. Eine Überdosierung ist harmlos, kann aber die Nieren belasten.

WICHTIGE AUFGABEN

STÄRKT DAS IMMUNSYSTEM · UNTERSTÜTZT DAS NERVENSYSTEM · WIRKT ANTIOXIDATIV · VERBESSERT DIE EISENAUFNAHME

DAS SONNENVITAMIN

WICHTIGE QUELLEN

FETTER FISCH

EIER

ANGERECHERTE CEREALIEN

UV-BEHANDELTE PILZE

Vitamin D wird auch Sonnenvitamin genannt, weil es – neben geringer Aufnahme über die Nahrung – hauptsächlich gebildet wird, sobald Sonne auf unsere Haut trifft. Vitamin D fördert die Aufnahme von Kalzium und Phosphor aus der Nahrung, die für das Knochenwachstum in der Kindheit (ein Mangel kann zu Rachitis führen) und starke Knochen bei Erwachsenen verantwortlich sind (ein Mangel kann zu Osteoporose führen). Es ist zudem essenziell für den Schutz vor Entzündungen und Infekten und unterstützt die Muskelkraft. Vitamin-D-Mangel gehört zu den weltweit häufigsten Mangelerscheinungen. Gesundheitsbehörden raten oft zu Nahrungsergänzungsmitteln in den Wintermonaten. Eine zu hohe Dosis an Vitamin D kann jedoch Knochen, Nieren oder das Herz schädigen.

WICHTIGE AUFGABEN

REGULIERT DIE KNOCHENSTABILITÄT

STÄRKT DIE ZÄHNE

UNTERSTÜTZT DAS IMMUNSYSTEM

STÄRKT DIE MUSKULATUR

DER ZELLSCHÜTZER

Vitamin E (Tocopherol) befindet sich in den Zellmembranen, wo es als Antioxidans zellschädigende – freie Radikale genannte – Moleküle ausschaltet. Es unterstützt außerdem das Immunsystem, einigen Studien zufolge schützt es auch vor Herzerkrankungen, Alzheimer und Makula-Degeneration. Bei Einnahme als Nahrungsergänzungmittel sind die Ergebnisse widersprüchlich. Da Vitamin E fettlöslich ist, kann der Körper es speichern. Ein Mangel ist eher selten, da in der Regel ausreichend in der Nahrung vorkommt, kann jedoch die Immunabwehr schwächen. Eine Überdosis durch Nahrungsergänzungsmittel kann gesundheitsschädigend sein und etwa das Blutungsrisiko erhöhen.

WICHTIGE QUELLEN

- PFLANZEN-ÖLE
- SAMEN UND KERNE
- NÜSSE
- AVOCADO

WICHTIGE AUFGABEN

- UNTERSTÜTZT ANTIOXIDANZIEN
- SCHÜTZT DAS IMMUNSYSTEM
- STABILISIERT DIE NERVEN
- STÄRKT DIE SEHKRAFT

DER GERINNUNGS-SPEZIALIST

Vitamin K spielt eine wichtige Rolle für die Blutgerinnung. Da Babys mit niedrigem Vitamin-K-Vorrat auf die Welt kommen, erhalten sie direkt nach der Geburt prophylaktisch eine Dosis in Tabletten- oder Tropfenform. Vitamin K ist zudem wichtig für Knochen und Gelenke, weil es Proteine in Knochen und Knorpelmasse unterstützt. Es schützt womöglich vor Arterienverkalkung, indem es Ablagerungen in den Gefäßen verhindert. Vitamin K kommt als Phyllochinon (Vitamin K_1) in Blattgemüse und Soja vor. Die zweite Form, Menachinon (Vitamin K_2), wird von Darmbakterien gebildet und ist in fermentierten und tierischen Lebensmitteln zu finden. Vitamin K wird vom Körper schnell verarbeitet, eine Überdosierung ist kaum möglich, und als fettlösliches Vitamin ist ein Mangel selten.

WICHTIGE QUELLEN

- BLATTGEMÜSE (K_1)
- SOJA (K_1)
- EIER (K_2)
- FERMENTIERTE NAHRUNG (K_2)

WICHTIGE AUFGABEN

- REGULIERT DIE BLUTGERINNUNG
- STÄRKT DIE KNOCHEN
- STÄRKT DIE GELENKE
- HÄLT DIE BLUTGEFÄSSE SAUBER

WICHTIGE QUELLEN

TROCKENFRÜCHTE | AVOCADO | KARTOFFELN | BANANEN

WICHTIGE AUFGABEN

REGULIERT DEN FLÜSSIGKEITSHAUSHALT | STEUERT DEN BLUTDRUCK | STÄRKT DAS NERVENSYSTEM | UNTERSTÜTZT MUSKELN UND HERZ

WÄCHTER DER FLÜSSIGKEITEN

Kalium zählt mit Natrium und Chlorid zu den wichtigsten Elektrolyten im Körper, welche gemeinsam an vielen Prozessen beteiligt sind – Kalium vor allem innerhalb der Zellen. Es hält Gefäßwände elastisch, weshalb es für die Regulierung des Blutdrucks wichtig ist und kaliumreicher Ernährung eine Schlüsselstellung bei der DASH-Diät zukommt (siehe S. 137). Kalium sorgt außerdem für eine gesunde Funktion der Nerven und ermöglicht Muskelkontraktion. Es wird auch als Elektrolyt bezeichnet, da es in Wasser gelöst kleine elektrische Ladungen trägt, die verschiedene Zell- und Nervenfunktionen aktivieren (z. B. zur Regulierung von Flüssigkeitsspiegel und Muskelkontraktion). Zu viel oder zu wenig Kalium kann zu Muskelschwäche und Herzrhythmusstörungen führen.

WICHTIGE QUELLEN

MILCHPRODUKTE

TOFU

ANGEREICHERTE PFLANZENDRINKS

BROT

WICHTIGE AUFGABEN

STÄRKT DIE KNOCHEN

STÄRKT DIE ZÄHNE

FÖRDERT DIE BLUTGERINNUNG

ERHÄLT DIE LEISTUNGSFÄHIGKEIT DER MUSKELN

DER KNOCHENBAUER

Kalzium sorgt für gesunde Zähne und Knochen (hier sind über 98 Prozent des Kalziumvorkommens im Körper gespeichert). Es unterstützt Blutgerinnung und Muskelarbeit, aktiviert Verdauungsenzyme und überträgt Signale zwischen den Nervenzellen. Bei Kalziummangel wird die fehlende Menge dem Knochen entzogen, Knochen mit zu wenig Kalzium verlieren an Festigkeit, was zu Osteroporose (siehe S. 150) führen kann. Kalzium aus Milchprodukten wird leichter aufgenommen als aus pflanzlicher Nahrung (siehe S. 68). Nüsse, Samen und grüne Gemüse wie Grünkohl oder Spinat enthalten Kalzium, aber auch Oxalate und/oder Phytate, die die Aufnahme erschweren. Pflanzliche Ernährung kann dennoch den Kalziumbedarf decken, insbesondere mit angereicherten Nahrungsmitteln.

WICHTIGE QUELLEN

MILCH-PRODUKTE

FISCH

SAMEN UND NÜSSE

VOLLKORN-PRODUKTE

WICHTIGE AUFGABEN

STÄRKT DIE KNOCHEN

STABILISIERT DIE ZÄHNE

BAUT UND ERHÄLT ZELLMEMBRANEN

VERWANDELT NÄHR-STOFFE IN ENERGIE

DER KNOCHENSTÄRKER

Phosphor sorgt gemeinsam mit Kalzium für gesunde Knochen und Zähne, wobei ein ausbalanciertes Kalzium-Phosphor-Verhältnis für den Kalziumstoffwechsel wichtig ist. Nach Kalzium ist Phosphor der mengenmäßig am meisten vorhandene Mineralstoff im Körper, rund 85 Prozent sind in Knochen und Zähnen gespeichert. Es spielt eine wichtige Rolle beim zellulären Stoffwechsel, nur mit ausreichender Zufuhr ermöglicht es das Erzeugen, Speichern und die Weitergabe von Energie. Phosphor ist ein natürlicher Bestandteil fast aller Nahrungsmittel, wird aber Lebensmitteln auch in Form von Phosphat hinzugefügt (als Konservierungsmittel, Farbstoff oder Emulgator), sodass ein ernährungsbedinger Mangel selten ist. Da eine zu hohe Phosphorzufuhr nachteilige gesundheitliche Effekte hat, sollte eine zu hohe Aufnahme an Phosphor vermieden werden.

DAS ARBEITSTIER

Magnesium hat viele Aufgaben: Es reguliert die Muskelkontraktion, die Weiterleitung von Nervenreizen und sorgt für einen gleichmäßigen Herzschlag. Es sorgt außerdem für gesunde Muskeln, Knochen und Zähne. Magnesium ist an den Reaktionen von über 600 Enzymen beteiligt, unter anderem an der Herstellung von Proteinen und der Steuerung von Blutdruck und Blutzucker. Da Magnesium zur Senkung des Blutzuckerspiegels beiträgt, kann ein Mangel womöglich zu einem höheren Risiko von Typ-2-Diabetes führen. Ein Magnesiummangel zeigt sich in Muskelkrämpfen, Schwäche und Herz-Rhythmus-Störungen, ist aber selten, da der Bedarf über eine Vielzahl von Nahrungsmitteln (v.a. Kartoffeln, Bananen, Fleisch, Milchprodukte) gedeckt ist. Eine Nahrungsergänzung scheint daher nicht notwendig.

WICHTIGE QUELLEN

- NÜSSE
- SAMEN
- BLATTGEMÜSE
- VOLLKORNPRODUKTE

WICHTIGE AUFGABEN

- STABILISIERT DIE KNOCHEN
- STÄRKT DIE ZÄHNE
- UNTERSTÜTZT DIE MUSKULATUR
- BETEILIGT AM NERVENSYSTEM

WICHTIGE QUELLEN

- FLEISCH UND WURST
- EIER
- ANGEREICHERTE CEREALIEN
- HÜLSEN-FRÜCHTE

WICHTIGE AUFGABEN

- BILDET ROTE BLUT-KÖRPERCHEN
- UNTERSTÜTZT KOGNITIVE FUNTIONEN
- STÄRKT DAS IMMUNSYSTEM
- WANDELT NAHRUNG IN ENERGIE UM

DER SAUERSTOFFLIEFERANT

Das Spurenelement Eisen wird zur Bildung von Hämoglobin benötigt, einem Protein in den roten Blutkörperchen, das Sauerstoff im Körper transportiert. Es gibt zwei Arten von Eisen: Fleisch liefert Häm-Eisen, das der Körper leicht aufnimmt – Nicht-Häm-Eisen aus Eiern und pflanzlichen Nahrungsmitteln kann weniger gut aufgenommen werden. Dennoch ist erwiesen, dass eine gut abgestimmte pflanzenbasierte Ernährung den Bedarf decken kann. Die Kombination mit Vitamin C verbessert die Verwertung aus solchen Lebensmitteln, Polyphenole (Tannine) in Tee, Kaffee und Rotwein sowie Phytate in Vollkorn und Hülsenfrüchten hemmen sie. Eine Unterversorgung (Eisenmangelanämie) führt zu einem niedrigeren Anteil an roten Blutkörperchen und damit zu weniger Sauerstoff in Gewebe und Organen (siehe S. 152).

DER ALLESKÖNNER

Zink ist in allen Zellen des Körpers zu finden und lebensnotwendig für Zellteilung, Immunabwehr, Fruchtbarkeit, DNA- und Protein-Synthese. Es ist für die ständige Erneuerung und Reparatur von Haut, Haaren und Nägeln, aber auch für die Wundheilung zuständig. Zudem sorgt das Spurenelement dafür, dass Augen, Knochen und Gehirn leistungsfähig sind. Aus Fleisch, Fisch und Meeresfrüchten kann der Körper Zink leichter aufnehmen als aus pflanzlichen Nahrungsmitteln. Phytat – besonders in Vollkorngetreide, Hülsenfrüchten, Nüssen und Samen enthalten – verbindet sich im Magen-Darm-Trakt mit Zink und hemmt dessen Aufnahme. Dieser Effekt kann durch Einweichen, Keimen oder Sauerteigführung gebremst werden. Wer sich rein pflanzlich ernährt, kann zu Zinkpräparaten greifen.

WICHTIGE QUELLEN

- NÜSSE
- SCHALENTIERE
- FLEISCH
- VOLLKORNPRODUKTE

WICHTIGE AUFGABEN

- STÄRKT DAS IMMUNSYSTEM
- FÖRDERT DIE FRUCHTBARKEIT
- SCHÜTZT DIE HAUT
- STÄRKT DIE SEHKRAFT

KÄMPFER GEGEN FREIE RADIKALE

Das Spurenelement Selen kommt im Boden und im Meer vor und ist daher sowohl in Fisch und Meeresfrüchten als auch in fast allem zu finden, was in der Erde wächst (z. B. Kohl-, Zwiebelgemüse, Pilze, Spargel und Hülsenfrüchte). Ebenso sind Tiere, die sich davon ernähren, eine gute Quelle. Der Selengehalt in der Nahrung ist von dem der Böden abhängig und kann stark schwanken. Selen ist wichtig für die Schilddrüse, die unseren Stoffwechsel reguliert. Es wirkt auch antioxidativ und zerstört freie Radikale, die u. a. die DNA und darin enthaltene Proteine schädigen und das Risiko für Herzerkrankungen sowie Krebs erhöhen. Selen stärkt zudem das Immunsystem und fördert die Fruchbarkeit, da es an der Spermienbildung beteiligt ist.

WICHTIGE QUELLEN

- NÜSSE (BESONDERS PARANÜSSE)
- FISCH
- FLEISCH UND EIER
- SAMEN

WICHTIGE AUFGABEN

- REGULIERT STOFFWECHSEL
- WIRKT ALS ANTIOXIDANS
- STÄRKT DAS IMMUNSYSTEM
- FÖRDERT DIE FRUCHTBARKEIT

WICHTIGE QUELLEN

- SEEFISCH
- SCHALENTIERE
- ALGEN
- MILCHPRODUKTE

WICHTIGE AUFGABEN

- FÖRDERT DAS ZELLWACHSTUM
- REGULIERT DEN STOFFWECHSEL (SCHILDDRÜSE)
- UNTERSTÜTZT KOGNITIVE FUNKTIONEN
- STABILISIERT DAS NERVENSYSTEM

DER HÜTER DER SCHILDDRÜSE

Jod ist vor allem in Fisch, Meeresfrüchten und je nach Fütterung in tierischen Nahrungsmitteln enthalten. Es ist unentbehrlich für die Bildung von Schilddrüsenhormonen, die Wachstum und Stoffwechsel steuern. Jodmangel tritt wieder häufiger auf, vor allem bei Jugendlichen und Schwangeren. Das ist kritisch, weil bereits ein geringes Joddefizit die Entwicklung des Gehirns und damit den IQ sowie die spätere geistige Leistungsfähigkeit des Ungeborenen verschlechtern kann. Da eine rein pflanzenbasierte Ernährung wenig Jod liefert (siehe S. 124), sollten Veganer *innen ihren Jodspiegel kontrollieren. Jodsalz, Fisch und Milchprodukte sind gute Jodquellen. Algen enthalten Jod, sollten aber – besonders von Schwangeren – nur einmal pro Woche gegessen werden, da zu viel Jod die Schilddrüsenfunktion ebenfalls beeinträchtigen kann.

DAS BESTE VOM REST

Neben Eisen, Zink, Selen und Jod sorgen noch weitere Spurenelemente für einen gesunden Körper. Einige davon (z.B. Kupfer, Mangan und Molybdän) gelten als essenzielle Mineralstoffe. Andere (z.B. Chrom und Fluorid) sind wegen ihrer gesundheitsfördernden Eigenschaften zu empfehlen. Auch wenn es an wissenschaftlichen Belegen für die richtigen Mengen je nach Alter oder Geschlecht fehlt, setzen viele Länder bestimmte Richtwerte für eine geeignete bzw. unschädliche Einnahmemengen fest. Oft werden auch Höchstmengen für die Zufuhr angegeben, da viele Spurenelemente in zu hoher Dosis schädlich sein können.

	WICHTIGE QUELLEN				
KUPFER	SCHALENTIERE	NÜSSE	SAMEN	VOLLKORNPRODUKTE	SOJA
MANGAN	VOLLKORNPRODUKTE	NÜSSE	AUSTERNPILZE	SAMEN	MYKOPROTEIN
MOLYBDÄN	VOLLKORNPRODUKTE	HÜLSENFRÜCHTE	NÜSSE	MILCHPRODUKTE	FLEISCH
FLUORID	FLUORIDIERTES TRINK- UND MINERALWASSER	SCHWARZTEE	KAFFEE	MEERESFRÜCHTE	HAFER
CHROM	FLEISCH	VOLLKORNPRODUKTE	HÜLSENFRÜCHTE	NÜSSE	OBST

> Ein Mangel an Spurenelementen ist extrem selten, da der Körper für eine gute Versorgung jeweils nur sehr kleine Mengen benötigt.

WICHTIGE AUFGABEN	WICHTIG ZU WISSEN
Kupfer stärkt Immun- und Nervensystem, wandelt Nährstoffe in Energie um und transportiert Eisen im Körper. Es ist Bestandteil verschiedener Enzyme, wirkt als Antioxidans und schützt das Bindegewebe.	In seltenen Fällen kann zu viel Zink (z.B. bei längerer Überdosierung mit Nahrungsergänzungsmitteln) die Aufnahme von Kupfer stören und zu Kupfermangel führen.
Mangan stärkt die Knochen und unterstützt den Körper bei der Bildung von Bindegewebe und Knorpeln. Es verwandelt zudem Nahrung in Energie und hat antioxidative Effekte.	Die an Mangan reichen Keime werden beim Ausmahlen von Getreide oft entfernt (siehe S. 67), daher enthält raffinierte Nahrung dreimal weniger Mangan als Vollkornprodukte.
Molybdän wird für die an der DNA-Synthese beteiligten Enzyme und den Proteinstoffwechsel benötigt. Es hilft auch beim Abbau von giftigen Stoffen und Medikamenten.	Molybdän ist in vielen Nahrungsmitteln enthalten. Die Menge kann je nach Herkunft der Nahrung und Gehalt des Spurenelements in Boden und Wasser variieren.
Fluorid ist wichtig für die Remineralisierung von Zähnen, verstärkt den Zahnschmelz und verhindert Karies. Fluorid unterstützt außerdem den Knochenaufbau.	Fluorid ist oft in Zahnpasta enthalten (Trinkwasser wird weltweit kaum noch fluoridiert). Eine Überdosierung kann bei Kinderzähnen Flecken oder Linien (Fluorose) verursachen.
Chrom unterstützt dabei, Proteine, Fett und Kohlenhydrate aus der Nahrung zu verwerten. So verbessert es die Insulinfunktion und hilft, den Blutzuckerspiegel zu regulieren.	Obwohl einige Studien darauf hinweisen, dass Chrom dabei helfen könnte, Insulinresistenz und Typ-2-Diabetes zu bekämpfen, fehlen hierfür noch wissenschaftliche Beweise.

DEM REGENBOGEN FOLGEN

Sekundäre Pflanzenstoffe (oder Phytonährstoffe) sind in Pflanzen gebildete chemische Verbindungen, die für den Menschen jedoch nicht essenziell sind. Sie stecken oft konzentriert in den äußeren Schichten von Getreide, Obst und Gemüse und schützen Pflanzen vor Krankheiten, Infektionen und UV-Licht. Zudem sind sie meist für Aroma und Farbe verantwortlich – etwa das Bittere im Blattgemüse, die Schärfe von Knoblauch und leuchtendes Rot, Lila, Orange oder Grün. Studien zeigen, dass Phytonährstoffe gesundheitsfördernd sind. So wirken viele als Antioxidanzien und schützen Zellen vor freien Radikalen oder haben neurologische, entzündungshemmende oder antibakterielle Effekte. Die Farbe einer Pflanze weist auf ihren Nährstoffgehalt hin – wer sich am Regenbogen aus pflanzlichen Nährstoffen orientiert, erhält eine gesunde Mischung.

Es gibt Tausende von sekundären Pflanzenstoffen. Die Wissenschaft beginnt gerade erst, ihr Potenzial zu verstehen.

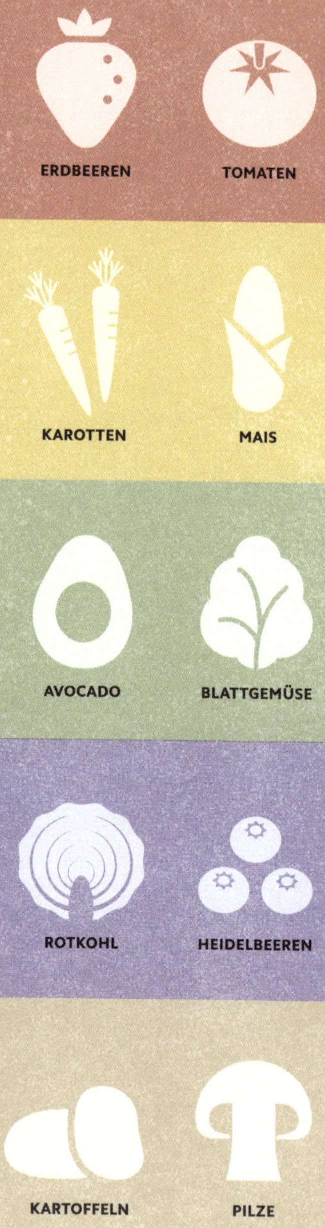

Rot

Manche roten Obst- und Gemüsesorten enthalten Lykopin, das vor einigen Krebsarten schützen und den Cholesterinwert im Blut senken kann, aber auch Anthocyane (siehe unten) und Ellagsäure, die nachweislich vor Entzündungen schützt und Krebswachstum hemmt.

WASSERMELONE KIRSCHEN

Orange/Gelb

Diese Farbe steht für Alpha- und Beta-Karotin sowie Beta-Kryptoxanthin. Die Karotinoide bilden Vitamin A, das Haut, Sehkraft und Immunabwehr stärkt sowie vor Herzerkrankungen und bestimmten Krebsarten schützen kann.

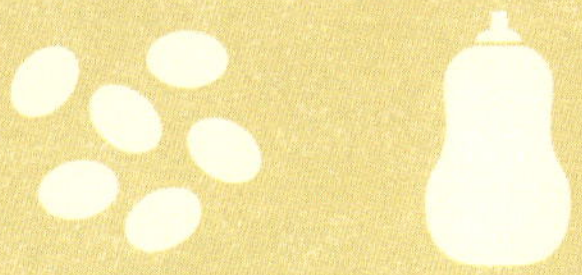

APRIKOSEN KÜRBIS

Grün

Viele grüne Obst- und Gemüsesorten enthalten Karotinoide/Xantophylle wie Lutein und Zeaxanthin, die die Sehkraft stärken. Glucosinolate in Kohlgemüse, Senf und Meerrettich können vor bestimmten Krebsarten schützen.

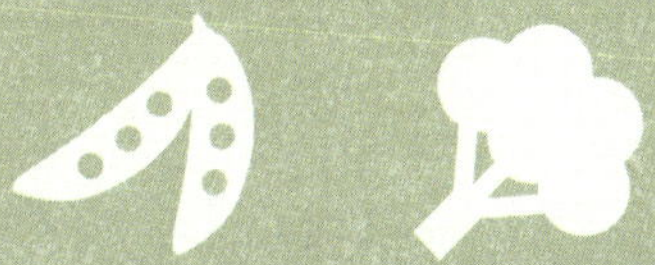

ERBSEN BROKKOLI

Lila/Blau

Diese Farbe steht für Polyphenole wie Anthocyane, die Gedächtnis- und andere kognitive Leistungen verbessern und vor Herzerkrankungen schützen sollen, sowie Betalaine, die Bakterien, Viren und manchen Krebsarten entgegenwirken können.

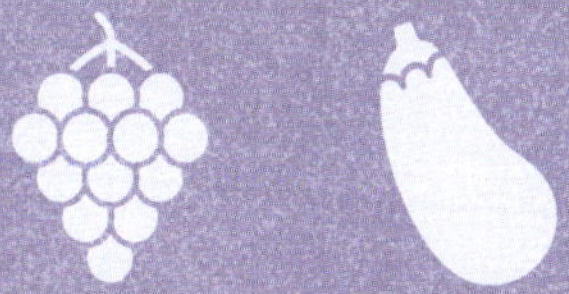

TRAUBEN AUBERGINE

Weiß/Beige

Hier wirken Querzetine, die gut für Herz und Kreislauf und entzündungshemmend sind, aber auch Allizin, das den Blutdruck und den Cholesterinspiegel senken und vor einigen Krebsarten schützen kann.

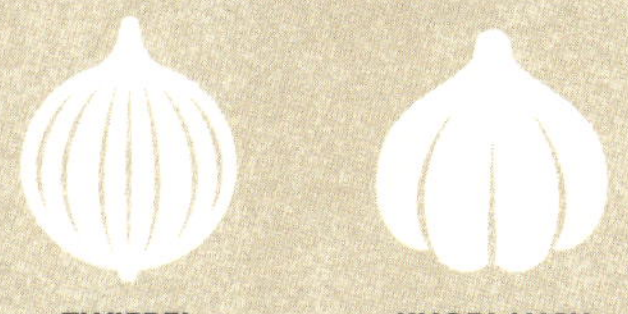

ZWIEBEL KNOBLAUCH

Wasser ist Bestandteil aller Zellen und Körperflüssigkeiten und so die Grundlage fast aller Körperfunktionen: Dazu gehören der Transport von Nährstoffen und Sauerstoff im Blut und das Ausscheiden von Abfallprodukten und Toxinen v. a. über Nieren, Darm, Haut und Lunge. Wasser dient als Schmierstoff und Stoßdämpfer für Gelenke, unterstützt die Verdauung, sorgt für gesunde Haut und reguliert die Körpertemperatur. Das Gehirn besteht zu etwa drei Vierteln aus Wasser, daher kann schon eine leichte Dehydrierung seine Funktion beeinträchtigen und Kopfschmerzen, Verwirrtheit und Müdigkeit verursachen. Längerer Flüssigkeitsmangel kann zu Verstopfung, Harnwegsinfekten und Nierensteinen führen. Der Körper verliert Wasser durch Urin, Schweiß und Atmung. Hitze, Bewegung, hoher Speisesalzverzehr, Stillen, entwässernde Medikamente, Fieber und Hitzewallungen in der Menopause erhöhen den Wasserbedarf. Zu viel Wasser verdünnt das Blut und senkt den Natriumspiegel (medizinisch: Hyponatriämie), beides kann Muskelkrämpfe, epileptische Anfälle und Koma auslösen.

GRUNDSTOFF ALLEN LEBENS

GENUG TRINKEN

Um gesund zu bleiben, müssen wir jeden Tag ausreichend trinken. Die erforderliche Menge hängt von Alter, Größe, Aktivität und Klima ab. Bei so vielen individuellen Faktoren bietet die Faustregel von 30 ml/kg Körpergewicht täglich eine Orientierung. Mineral- und Trinkwasser sowie (ungesüßte) Kräuter- und Früchtetees bieten die beste Flüssigkeitszufuhr. Mit Ausnahme von Alkohol erfüllen allerdings auch Getränke wie Tee, Kaffee, Milch und Softdrinks diesen Zweck, wobei man zu hohe Zuckergehalte vermeiden sollte. An der Farbe des Urins lässt sich ablesen, wie gut der Körper mit Wasser versorgt (hydriert) ist. Dunkler Urin ist ein Warnzeichen für zu wenig Flüssigkeit, bei rotem oder dunkelbraunem Urin kann Blut enthalten sein – ein Arzt sollte dann hinzugezogen werden.

Etwa ein Drittel der benötigten Wassermenge liefert die Nahrung – in erster Linie Gemüse und Obst.

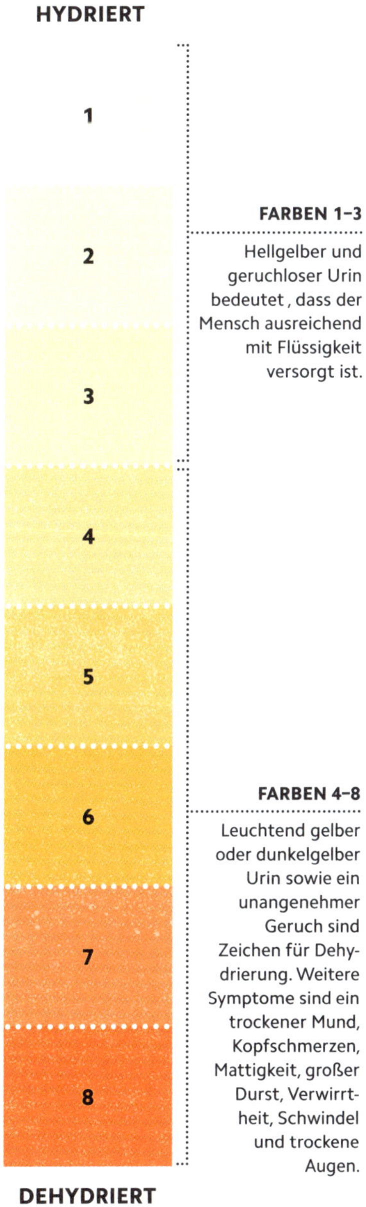
HYDRIERT
1
2
3
4
5
6
7
8
DEHYDRIERT
FARBEN 1–3
Hellgelber und geruchloser Urin bedeutet, dass der Mensch ausreichend mit Flüssigkeit versorgt ist.
FARBEN 4–8
Leuchtend gelber oder dunkelgelber Urin sowie ein unangenehmer Geruch sind Zeichen für Dehydrierung. Weitere Symptome sind ein trockener Mund, Kopfschmerzen, Mattigkeit, großer Durst, Verwirrtheit, Schwindel und trockene Augen.

VERDAU

UND

VERWER

VONES

UNG

TUNG

SEN

Die Verdauung wandelt Nahrung in Energie und Nährstoffe um. Zu wissen, wie dieser Vorgang abläuft und welche Aufgaben die einzelnen Verdauungsorgane haben, hilft uns zu verstehen, wie wichtig gesunde Ernährung ist. Jede Zelle im Körper benötigt Nährstoffe für so grundlegende Vorgänge wie die Bildung von Enzymen und Hormonen, den Aufbau und Erhalt der Knochen sowie das Herstellen und Reparieren von Gewebe. Das Mikrobiom des Darms wird inzwischen intensiv erforscht – man vermutet, dass das Zusammenspiel der Billionen von Mikroorganismen nicht nur die physische, sondern auch die psychische Gesundheit beeinflussen kann.

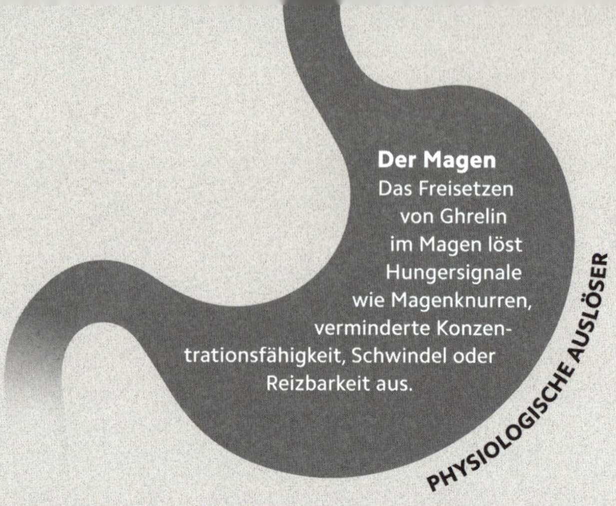

DIE LUST ZU ESSEN

Appetit, das heißt, der Wunsch zu essen oder zu trinken, kann durch physiologische und psychologische Faktoren ausgelöst werden. Da der Körper zum Überleben Energie und Nährstoffe braucht, aktivieren Gehirn und Magen das Hungergefühl, sobald der Magen leer ist. Füllt sich der Magen, bildet der Körper das Hormon Leptin, welches das Sättigungsgefühl fördert. Ghrelin ist der Gegenspieler von Leptin und gilt als Hungerhormon. Aber auch psychologische Faktoren wie Stimmungslagen (siehe S. 118) und Trigger von außen können Lust auf Essen machen.

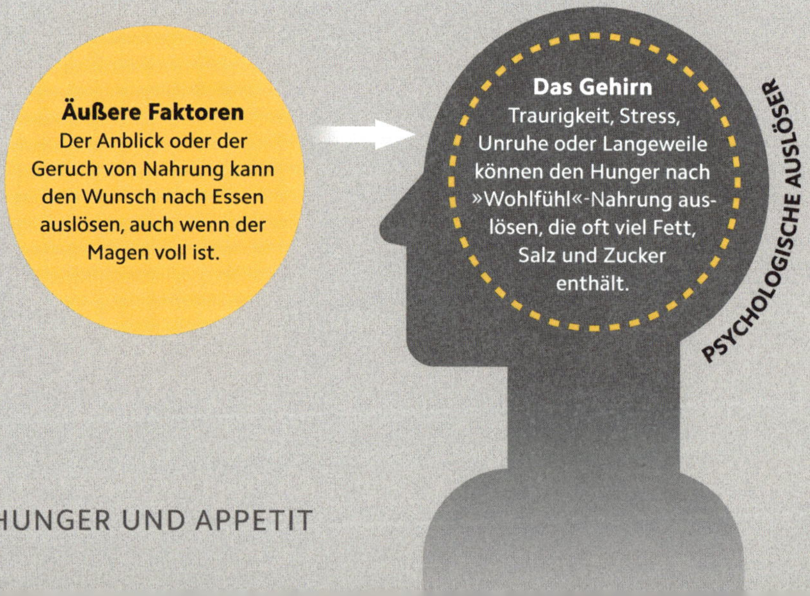
Äußere Faktoren
Der Anblick oder der Geruch von Nahrung kann den Wunsch nach Essen auslösen, auch wenn der Magen voll ist.
Das Gehirn
Traurigkeit, Stress, Unruhe oder Langeweile können den Hunger nach »Wohlfühl«-Nahrung auslösen, die oft viel Fett, Salz und Zucker enthält.
PSYCHOLOGISCHE AUSLÖSER

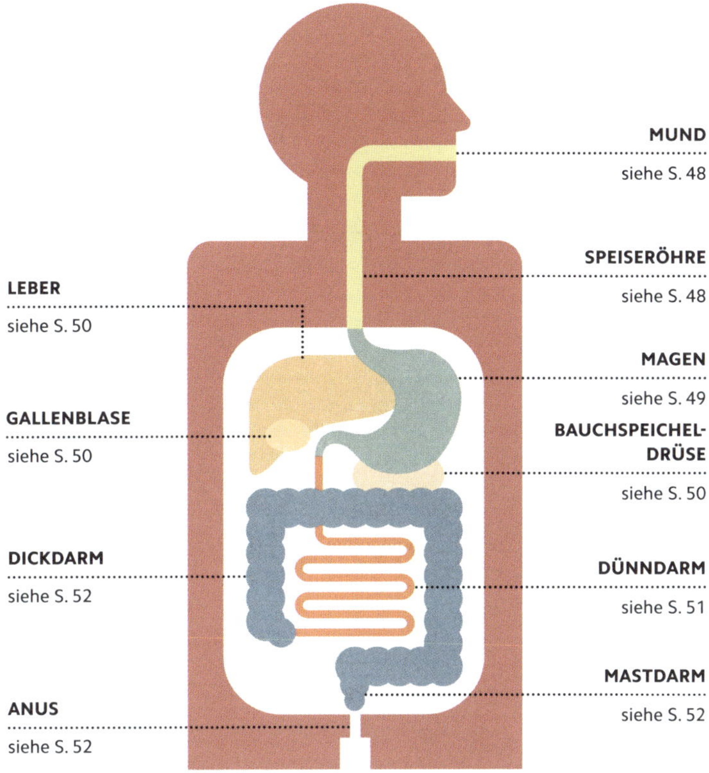

NAHRUNG IN NÄHRSTOFFE VERWANDELN

Die Verdauung – die Umwandlung von Nahrung in Nährstoffe, die der Körper für Energie, Wachstum und Erneuerung benötigt – findet im Verdauungstrakt oder Magen-Darm-Trakt statt, der vom Mund bis zum Anus verläuft. Der Vorgang beginnt im Mund, wo die Nahrung zunächst mechanisch durch Kauen und chemisch durch Enzyme im Speichel zerkleinert wird. Er setzt sich in Magen und Dünndarm fort, von wo aus die meisten Nährstoffe in den Blutkreislauf gelangen. Der Dickdarm verarbeitet die unverdauten Essenreste und dickt sie durch Wasserentzug ein, dann werden sie über den Anus ausgeschieden.

KAUEN UND SCHLUCKEN

Der Verdauungsvorgang startet bereits, ehe die Nahrung vom Mund aufgenommen wird. Denn die Nahrung zu sehen, zu riechen und zu erwarten, regt die Drüsen im Mund an, Speichel zu produzieren, der Verdauungsenzyme enthält. Während das Essen von den Zähnen zerkaut wird, wird es gleichzeitig vom Speichel befeuchtet – die chemische Zerteilung beginnt. Wird eine Portion Nahrungsbrei geschluckt, schließt sich die Epiglottis (Kehlkopfdeckel), damit die Nahrung in den Ösophagus (Speiseröhre) rutscht und nicht in die benachbarte Trachea (Luftröhre) gerät. Die Muskeln der Speiseröhre schieben den Nahrungsbrei portionsweise Richtung Magen.

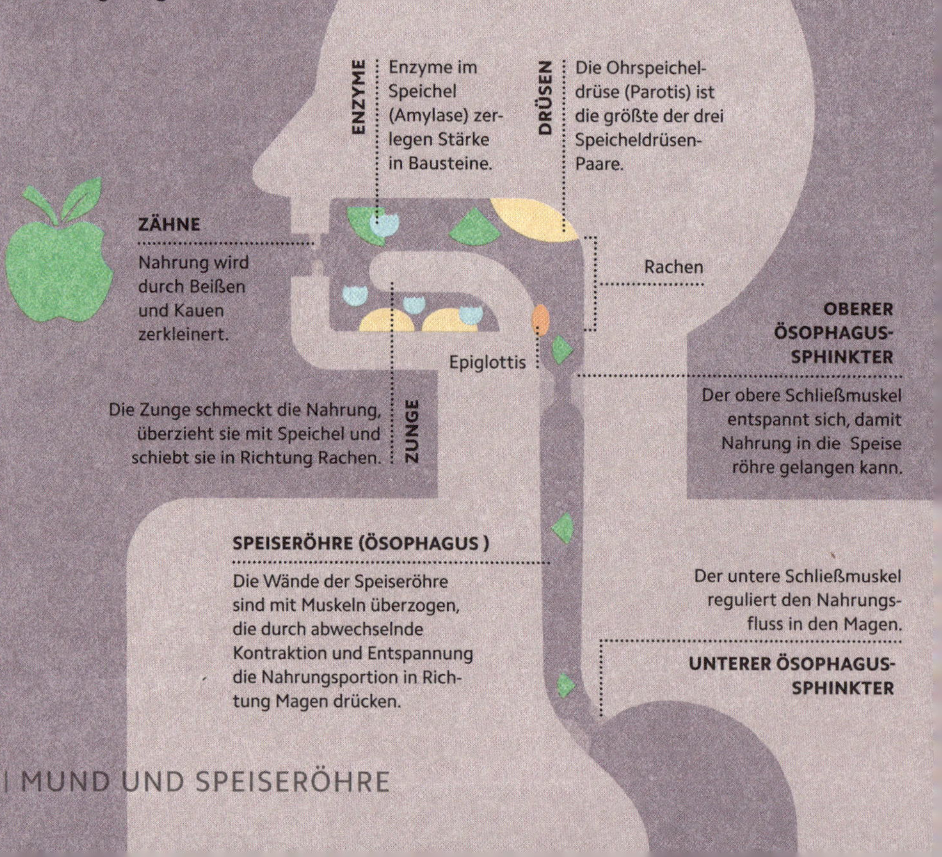

ZERLEGEN DER NAHRUNG

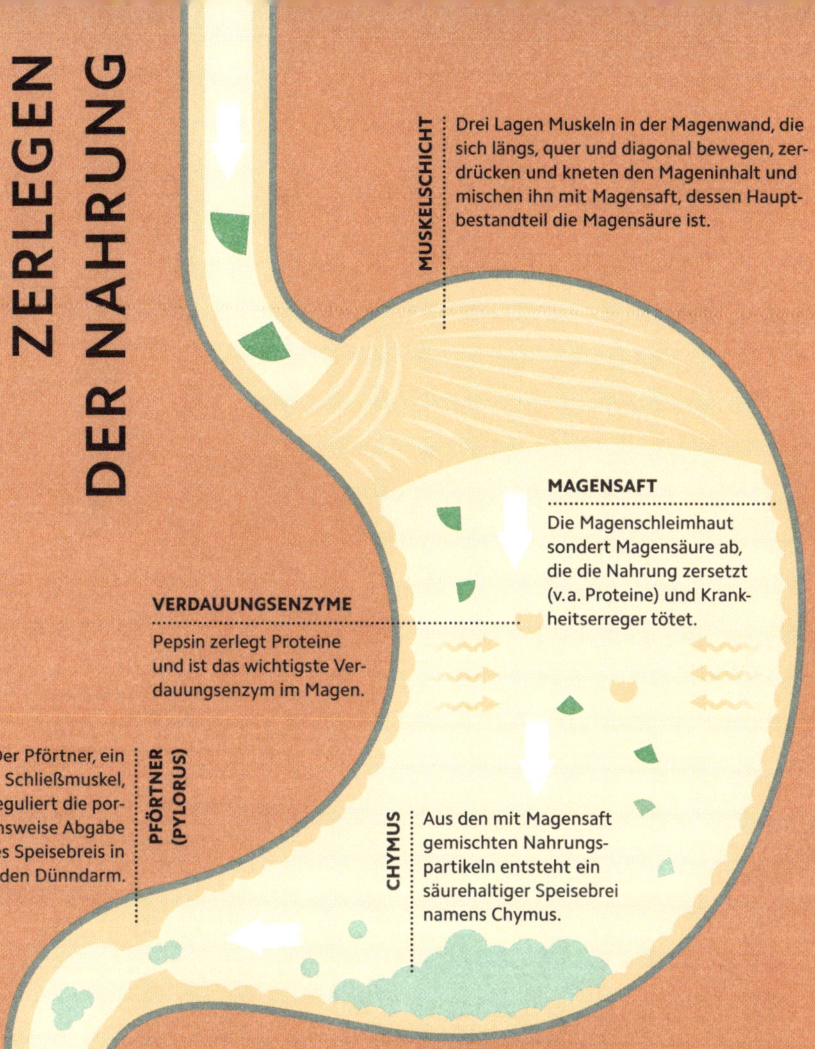

Der Weg der Nahrung vom Mund in den Magen dauert etwa sechs Sekunden. Je nach Zusammensetzung bleibt sie dort dann zwei bis fünf Stunden – protein- und fettreiche Nahrungsmittel benötigen längere Verarbeitungszeit als einfache Kohlenhydrate. Die Muskelschicht des Magens knetet dabei die Nahrungsbestandteile ständig und mischt sie mit dem Magensaft, um sie noch weiter zu zerkleinern. Der Nahrungsbrei verlässt den Magen schließlich als zähflüssige Masse, die Chymus genannt wird.

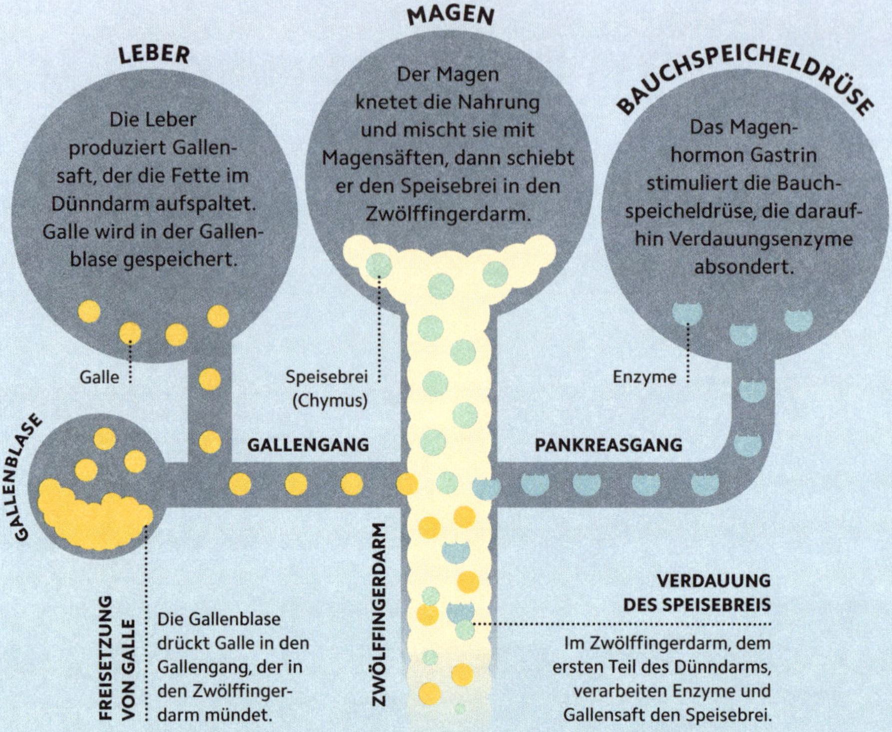

DIE VERDAUUNGSHELFER

Nachdem die Nahrung den Magen als Speisebrei verlassen hat, fließt sie in den ersten Teil des Dünndarms, den Zwölffingerdarm (Duodenum). Hier mischen sich Galle aus der Gallenblase und Säfte aus der Bauchspeicheldrüse, um Proteine, Fett und Kohlenhydrate zu verarbeiten. Die Sekretion von Gallensaft, der in der Leber produziert und in der Galle gespeichert wird, steuert das Hormon Cholezystokinin, dessen Herstellung wiederum von fetthaltigen Speisen im Zwölffingerdarm stimuliert wird. Der Pankreas produziert Verdauungsenzyme wie Lipase für Fette, Trypsinogen für Proteine und Peptide, Amylase für Stärke sowie Bikarbonat, um die Säure des Speisebreis aus dem Magen zu neutralisieren.

NÄHRSTOFFAUFNAHME

Die Verdauung und Abgabe von Nährstoffen in Blut und Lymphe findet hauptsächlich im Dünndarm statt, dem längsten Teil des Verdauungstrakts. Seine drei Bereiche zusammen – Zwölffinger-, Leer- und Krummdarm – sind etwa sieben Meter lang. Es dauert etwa vier Stunden, bis Galle und Enzyme die Nahrung verarbeitet haben und die Nährstoffe freisetzen, die dann in die Blutbahn gelangen. Der Dünndarm ist sehr stark durchblutet, seine Innenwände sind mit Tausenden von Zotten ausgekleidet – winzigen haarstielartigen Ausstülpungen, über die Nährstoffe und Wasser aufgenommen (resorbiert) werden können.

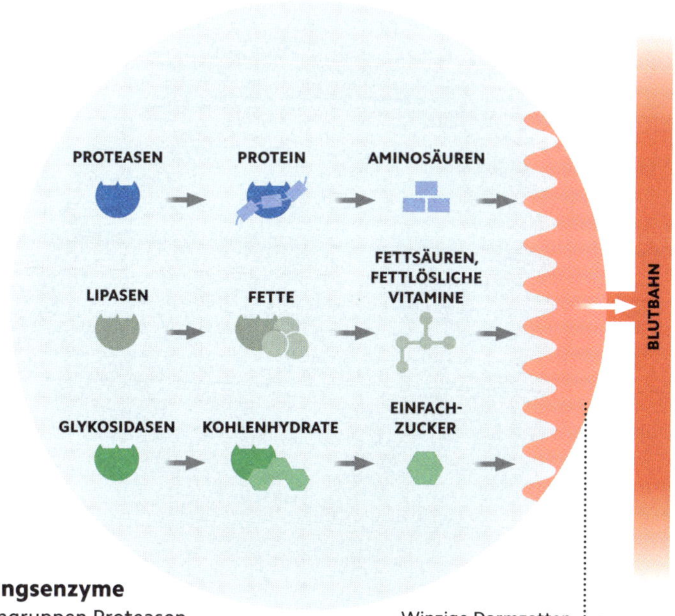

Verdauungsenzyme
Die Enzymgruppen Proteasen, Lipasen und Glykosidasen (u.a. Maltase und Laktase) spalten Proteine, Fette und Kohlenhydrate auf.

Winzige Darmzotten kleiden den Dünndarm aus und transportieren Nährstoffe in Blut und Lymphe. Um die Fläche zu vergrößern, ist jede Zotte wiederum von Minizotten (Mikrovilli) überzogen.

RESTEVERWERTUNG

Der Dickdarm ist etwa ein Meter lang und besteht aus Kolon, Rektum und Anus. Das Kolon verarbeitet noch Ballaststoffe und resistente Stärke (siehe S. 20–21), die Magen und Dünndarm unversehrt passiert haben. Während sich die glatten Muskeln zusammenziehen, entnimmt das Kolon dem Nahrungsbrei Wasser und Elektrolyte (Mineralstoffe, die den Flüssigkeitshaushalt regulieren) und transportiert die Masse weiter. Darmbakterien ernähren sich von der Masse, produzieren Gase, B-Vitamine, Vitamin K und kurzkettige Fettsäuren wie Butyrat, die zahlreiche Funktionen im Körper haben (siehe S. 54).

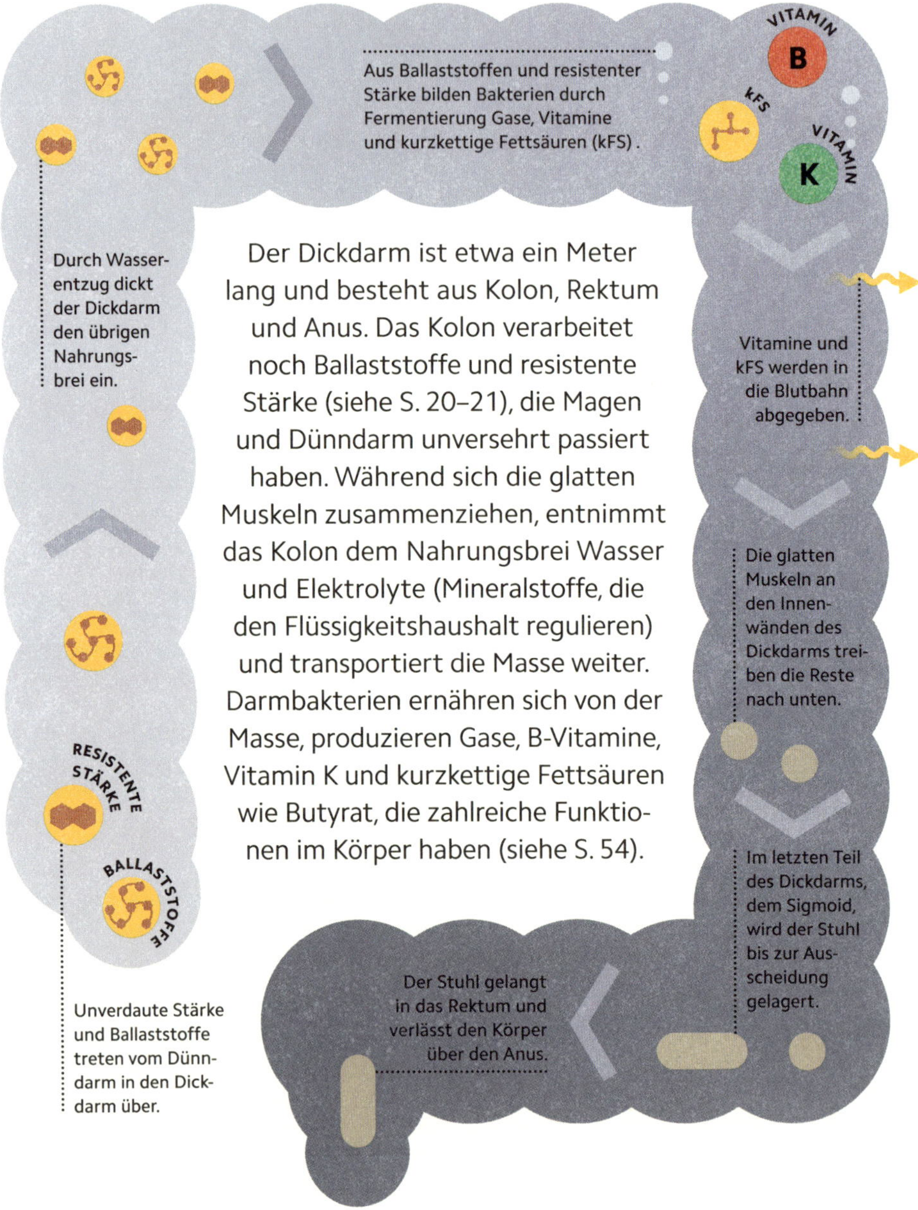

Aus Ballaststoffen und resistenter Stärke bilden Bakterien durch Fermentierung Gase, Vitamine und kurzkettige Fettsäuren (kFS) .
VITAMIN
B
kFS
VITAMIN
K
Vitamine und kFS werden in die Blutbahn abgegeben.
Die glatten Muskeln an den Innenwänden des Dickdarms treiben die Reste nach unten.
Im letzten Teil des Dickdarms, dem Sigmoid, wird der Stuhl bis zur Ausscheidung gelagert.
Der Stuhl gelangt in das Rektum und verlässt den Körper über den Anus.
Durch Wasserentzug dickt der Dickdarm den übrigen Nahrungsbrei ein.
RESISTENTE STÄRKE
BALLASTSTOFFE
Unverdaute Stärke und Ballaststoffe treten vom Dünndarm in den Dickdarm über.

NAHRUNGSERGÄNZUNGSMITTEL

Die hohe Einnahme des einen Mineralstoffs kann die Aufnahme eines anderen verringern.

MEDIKAMENTE

Manche Medikamente können die Aufnahme von bestimmten Nährstoffen hemmen.

KREBSTHERAPIEN

Medizinische Behandlungen können Einfluss auf die Nährstoffaufnahme haben.

SEHR FETTARME ERNÄHRUNG

Fettarme Ernährung kann die Aufnahme von fettlöslichen Vitaminen verhindern.

DARMERKRANKUNGEN

Infektionen oder Entzündungen im Darm können zu Malabsorption führen.

ALKOHOL

Alkoholkonsum verringert die Freisetzung von Enzymen zur Aufnahme von Nährstoffen.

ANDERE NÄHRSTOFFE

Manche Inhaltsstoffe bremsen die Aufnahme bestimmter Mineralstoffe (siehe S. 57).

ALTER

Das Verdauungssystem altert, es werden weniger Nährstoffe aufgenommen.

NÄHRSTOFF-BLOCKER

Bei der Verdauung wird die Nahrung in Nährstoffe aufgespalten. Diese wandern in die Blutbahn, damit der Körper daraus Energie, gesunde Zellen und Gewebe bilden kann. Diäten, Erkrankungen oder medizinische Behandlungen können dazu führen, dass der Körper die Nährstoffe nicht richtig aufnehmen kann (siehe oben). Malabsorption kann Bauchschmerzen, Blähungen und Durchfall auslösen. Sie kann durch Infekte wie Gastroenteritis, aber auch durch eine dauerhafte Störung entstehen, wie eine unbehandelte Zöliakie (siehe S. 146). Chronische Malabsorption kann ungewollten Gewichtsverlust, Muskelschwäche, Vitamin- und Mineralstoffmangel sowie Wachstsumstörungen bei Kindern verursachen.

KRAFTWERK AUS MIKROBEN

Rund 100 Billionen Mikroorganismen leben im menschlichen Darm – die meisten im Dickdarm – und bilden das Mikrobiom, eine in jedem Individuum einzigartige Mischung aus Bakterien, Pilzen und Viren, die meist friedlich koexistieren. Das Mikrobiom sorgt für einen gesunden Darm und hat andere weitreichende Aufgaben, wie die Stärkung des Immunsystems. Über die sogenannte Darm-Hirn-Achse kommuniziert es außerdem mit dem Gehirn und beeinflusst unsere Hirnfunktion. Stress, Krankheiten und Antibiotika können das Mikrobiom aus dem Gleichgewicht bringen. Obst, Gemüse, Vollkornprodukte und fermentierte Lebensmittel helfen dagegen, die Balance zu halten (siehe rechts).

VITAMINE

Nützliche Darmbakterien produzieren B-Vitamine und Vitamin K, die wichtige Funktionen erfüllen.

SCHÄDLICHE MIKROBEN

Schädliche Mikroben, die Allergien und Darmentzündungen verursachen, werden von »guten« Bakterien verdrängt, wenn sie reichlich und vielfältig auftreten.

UNVERDAUTE STÄRKE

Resistente Stärke dient »guten« Bakterien als Futter. Sie machen daraus kurzkettige Fettsäuren.

NÜTZLICHE FETTSÄUREN

Kurzkettige Fettsäuren stärken die Darmwände und sorgen dafür, dass nur Nährstoffe ins Blut gelangen.

GESUNDES MIKROBIOM

Die komplexe Vielfalt an Bakterien, Pilzen und Viren, aus der die Darmflora besteht, spielt vermutlich eine Schlüsselrolle bei vielen Gesundheitsaspekten. Ihre Zusammensetzung ist von Genen, Lebensweise, Alter und vor allem der Ernährung abhängig. Neuesten Studien zufolge scheint eine pflanzenbetonte Ernährung die Vielfalt an »guten« Bakterien zu erhöhen und für eine gesunde Balance an Mikroorganismen zu sorgen. Ein gestörtes Gleichgewicht (Dysbiose) kann dagegen zu Verdauungsstörungen, Immunschwäche, Herzerkrankungen, Depressionen (über die Darm-Hirn-Achse), Unruhe und Fettleibigkeit führen.

Gesunder Darm
Eine vielseitige, pflanzliche Ernährung, zu der auch probiotische Lebensmittel wie Joghurt und Sauerkraut gehören, unterstützt ein gesundes, ausgeglichenes Mikrobiom.

Kranker Darm
Eine einseitige Ernährung arm an pflanzlichen Nahrungsmitteln sowie Rauchen, Stress und Schlafmangel können der Vielfalt der »guten« Mikroorganismen und damit der Darmgesundheit schaden.

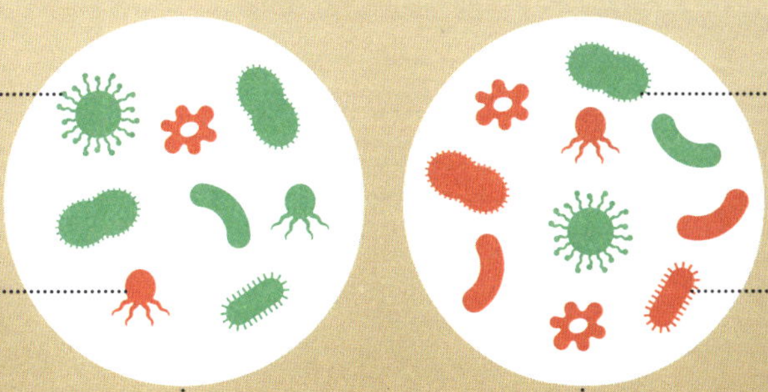

Reiches Vorkommen an »guten« Bakterien

Weniger potenziell schädliche Bakterien

Geringes Vorkommen an »guten« Bakterien

Mehr potenziell schädliche Mikroben

BUNTE MISCHUNG

In einem gesunden Darm leben viele verschiedene Mikroben, zu denen viele »gute« Bakterien gehören, die kurzkettige Fettsäuren und Vitamine bilden.

UNAUSGEGLICHEN

Eine geringere Zahl »guter« Darmbakterien begünstigt die Vermehrung schädlicher Mikroorganismen. Das führt zu Verdauungsstörungen und anderen Gesundheitsproblemen.

WIE MAN DIE BIOVERFÜGBARKEIT VERBESSERT

NICHT-HÄM-EISEN (z. B. in angereicherten Cerealien)	**VITAMINE A UND K** (z. B. in Karotten und Blattsalaten)	**KALZIUM** (z. B. in Käse)	**LYKOPIN** (z. B. in Tomaten)
+	+	+	+
VITAMIN C (z. B. in Orangensaft)	**FETTE** (z. B. in Olivenöl)	**VITAMIN D** (z. B. in Eiern)	**FETTE** (z. B. in Avocado)

VERBESSERN DIE AUFNAHME VON

EISEN	**VITAMINE**	**KALZIUM**	**KAROTINOIDE**
Vitamin-C-reiche Nahrungsmittel wie Obst und Gemüse mit Lebensmitteln zu kombinieren, die natürliche oder angereicherte Quellen von Nicht-Häm-Eisen sind, erhöht die Aufnahme von Eisen.	Fette wie Olivenöl verstärken die Aufnahme der fettlöslichen Vitamine A, D, E und K sowie von sekundären Pflanzenstoffen, die in vielen verschiedenen Lebensmitteln zu finden sind.	In Eigelb ist Vitamin D enthalten, das die Aufnahme von Kalzium aus Käse (oder anderen kalziumreichen Lebensmitteln) verbessert, wenn sie zusammen gegessen werden.	Karotinoide wie Lykopin, Lutein, Beta-Karotin und Zeaxanthin werden besser aufgenommen, wenn man sie mit fetthaltigen Nahrungsmitteln wie Avocado oder Öl kombiniert.

DREAM-TEAMS

Die sogenannte Bioverfügbarkeit gibt an, wie gut ein Nährstoff vom Körper aufgenommen wird. Sie variiert je nach Lebensmittel: So werden bei Milch rund 30 Prozent des enthaltenen Kalzium aufgenommen, bei Spinat nur 5 Prozent. Die Bioverfügbarkeit hängt von der chemischen Form eines Nährstoffs und der Art ab, wie die Nahrungsbestandteile miteinander reagieren. So ist Häm-Eisen aus Fleisch besser verfügbar als Nicht-Häm-Eisen aus Pflanzen. Wer bestimmte Lebensmittel intelligent kombiniert (siehe oben), kann die Aufnahme von kritischen Nährstoffen verbessern.

RICHTIGE ZUBEREITUNG

Während manche Nährstoffe bei der Vorbereitung oder Zubereitung verloren gehen (siehe S. 84–85), kann dies bei anderen sogar die Bioverfügbarkeit erhöhen. So nimmt der Körper mehr von dem Antioxidans Lykopin aus gegarten Tomaten in Püree oder Sugo auf als aus rohen, ungegarten Tomaten. Beim Garen, Entsaften, Schneiden und Zerdrücken werden pflanzliche Zellwände aufgebrochen, sodass Nährstoffe freisetzt und deren Aufnahme erhöht wird. Das Einweichen von Vollkorngetreide und Hülsenfrüchten verbessert die Bioverfügbarkeit von Nährstoffen wie Eisen. Gleichzeitig reduziert es die Phytin- und Oxalsäure sowie andere Phytochemikalien – sogenannte Antinährstoffe, die diese Mineralstoffe binden und ihre Aufnahme hemmen können.

Schneiden und Zerdrücken
Werden Knoblauch oder Zwiebeln klein geschnitten oder zerdrückt, bilden sie das Enzym Allizin, das vor Herzerkrankungen schützen soll.

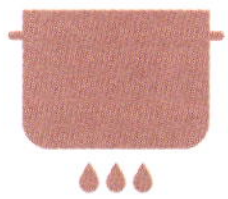

Garen
Erhitzen weicht die harten Zellwände von Obst und Gemüse auf und sorgt bei manchen Nährstoffen für eine höhere Bioverfügbarkeit.

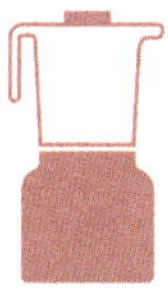

Entsaften und Verarbeiten
Bestimmte Nährstoffe werden leichter aufgenommen, wenn die Zellwände pflanzlicher Nährstoffe durch Entsaften oder sonstige Verarbeitung aufgebrochen werden.

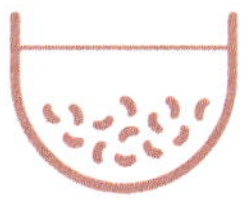

Einweichen
Das Einweichen von Hülsenfrüchten und Getreide in Wasser hilft Phytochemikalien zu reduzieren, die die Aufnahme von Nährstoffen hemmen.

GESUND
NAHRUN
WÄHLEN

E

G

Zu wissen, welche Lebensmittel die Nährstoffe enthalten, die der Körper benötigt, ist der Schlüssel zu einer gesunden Ernährung. Industriell stark verarbeitete Produkte liefern meist wenig Vitamine und Mineralstoffe, dafür umso mehr Kalorien, gesättigte Fettsäuren, Zucker und/oder Salz, während Obst, Gemüse und Vollkornprodukte eine Vielzahl von gesunden Nährstoffen bieten. Aktuelle Studien zeigen, dass eine ausgewogene Ernährung aus möglichst vielen und möglichst unterschiedlichen pflanzlichen Nahrungsmitteln – mit weniger Fleisch und Milchprodukten sowie geringem Zusatz von Zucker und Salz – die beste Grundlage für Gesundheit ist.

MEHR IST WENIGER

Unter Energiedichte versteht man den Kaloriengehalt der Nahrung bezogen auf das Gewicht (kcal/g). Lebensmittel, die viel Fett und Zucker, aber wenig Wasser enthalten (z. B. Chips, Kuchen, Pommes frites und Schokolade) besitzen eine hohe Energiedichte, aber oft wenig essenzielle Nährstoffe. Nahrung mit geringer Energiedichte begünstigt dagegen die Gewichtskontrolle. Studien zeigen, dass das Sättigungsgefühl von der Menge des Verzehrten abhängt – das spricht dafür, dass große Portionen an Nahrungsmitteln mit geringer Energiedichte wie Obst und Gemüse, die viel Wasser und Ballaststoffen liefern, für eine gesunde Gewichtsabnahme entscheidend sind.

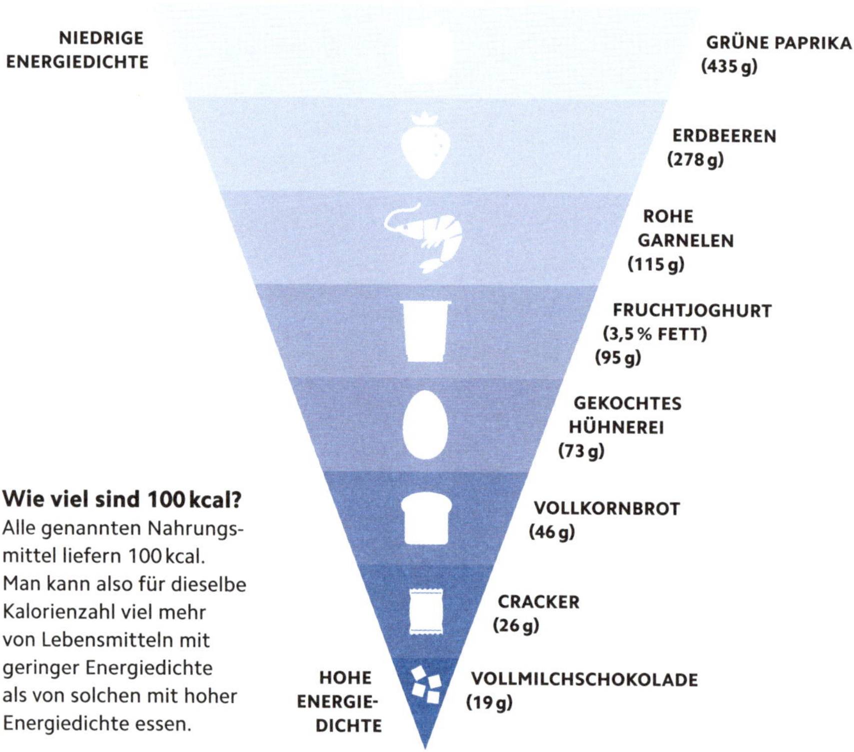

Wie viel sind 100 kcal?
Alle genannten Nahrungsmittel liefern 100 kcal. Man kann also für dieselbe Kalorienzahl viel mehr von Lebensmitteln mit geringer Energiedichte als von solchen mit hoher Energiedichte essen.

JEDER BISSEN ZÄHLT

Nahrungsmittel mit besonders vielen Nährstoffen im Verhältnis zu ihrem Kaloriengehalt haben eine sogenannte hohe Nährstoffdichte. Diese bezieht sich auf Nährstoffe wie Proteine und gesunde Fette, Ballaststoffe und Mikronährstoffe (siehe S. 22), die für viele Abläufe im Körper wichtig sind. Beispiele für nährstoffreiche Nahrung sind mageres Fleisch, Geflügel, Fisch, Eier, Mykoprotein, Soja, Hülsenfrüchte, Nüsse, Samen, Milch- und Vollkornprodukte, Obst und Gemüse. Der Begriff »leere Kalorien« wird gelegentlich für Lebensmittel verwendet, die viele Kalorien, aber kaum Nährstoffe enthalten.

(K)ein Vergleich

Die zwei Beispiele sind vergleichbar in Bezug auf Nahrungsmenge und Kaloriengehalt. Aber nur die Mandeln weisen eine hohe Nährstoffdichte auf.

2 SCHOKOLADENKEKSE (34 g)

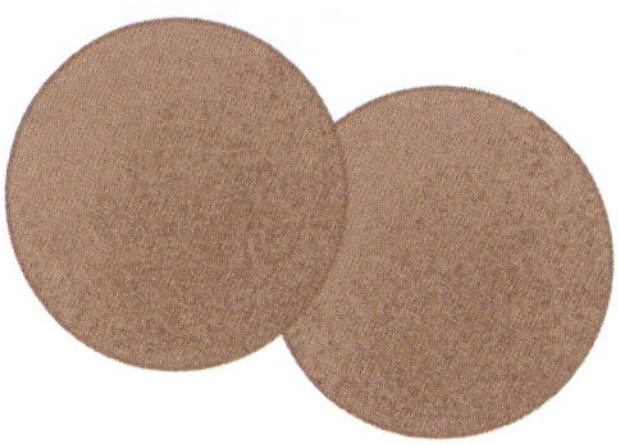

166 kcal

1 HANDVOLL MANDELN (30 g)

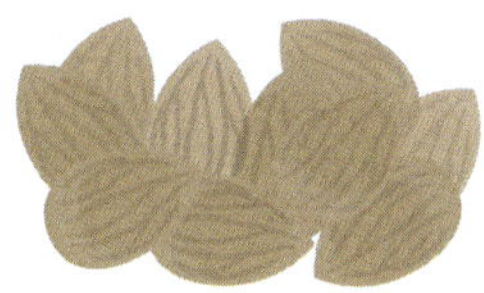

183 kcal

Geringe Nährstoffdichte

Enthalten viel gesättigte Fettsäuren und Zucker, aber nur geringe Mengen an Protein, Ballaststoffen, Vitaminen und Mineralstoffen.

Hohe Nährstoffdichte

Enthalten einfach ungesättigte Fettsäuren, Protein, Kohlenhydrate, Ballaststoffe, Vitamin B_2, Vitamin E, Kupfer, Magnesium, Mangan und Phosphor.

AUSGEWOGENE ERNÄHRUNG

Eine ausgewogene Ernährung ist weltweit das zentrale Anliegen von Gesundheitsbehörden und Ernährungspolitik. Mehr als 100 Länder bieten praktische Empfehlungen an, die sich an Kultur, Essgewohnheiten, erhältlicher Nahrung und Nährstoffbedarf der jeweiligen Bevölkerung orientieren. Sogenannte lebensmittelbezogene Ernährungsempfehlungen zeigen meist ein Modell (z.B. einen Teller oder eine Pyramide), um zu visualisieren, in welchem Verhältnis Nahrung und Menge stehen sollten. Die grundlegende Botschaft ist überall die gleiche: Empfohlen wird eine pflanzenbetonte Ernährung mit viel Gemüse, Hülsenfrüchten und Getreide, mit Obst, Fleisch und Milchprodukten in Maßen und mit möglichst wenig Lebensmitteln mit gesättigten Fettsäuren, Zucker oder Salz. Immer mehr Länder fügen auch Empfehlungen für mehr Nachhaltigkeit hinzu, damit die Menschen die Umweltbelastung ihre Ernährungsweise minimieren können (siehe S. 125).

GEMÜSE UND OBST

Pro Tag mindestens drei Portionen Gemüse und zwei Portionen Obst (siehe S. 64–65).

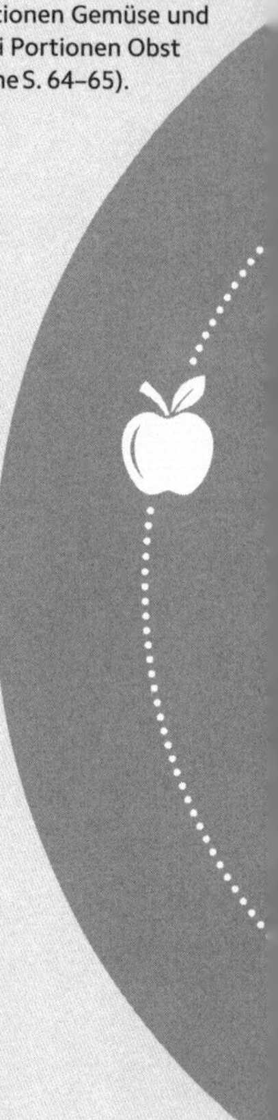

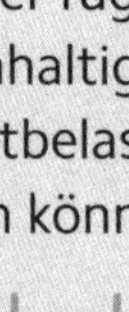

Flüssigkeiten

Täglich ca. 1,5 Liter Wasser oder andere kalorienfreie Getränke. Gesüßte und alkoholische Getränke sind nicht empfehlenswert.

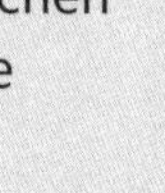

Nährstoffarme Nahrung

Nahrung mit hohem Fett-, Zucker- oder Salzgehalt sollte man nur selten und in geringen Mengen essen.

Gute Ratschläge

In den lebensmittelorientierten Leitlinien der EU wird empfohlen, den Nährstoffbedarf hauptsächlich aus pflanzlichen Quellen zu decken, auch bezüglich der Proteine und Milchprodukte.

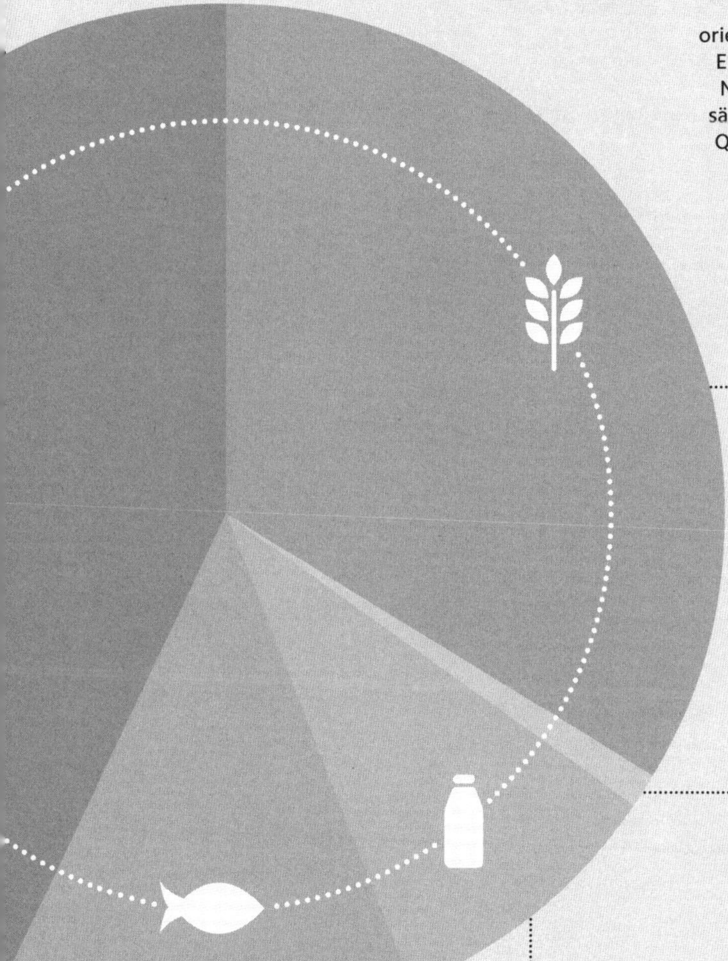

STÄRKEHALTIGE LEBENSMITTEL

Mind. 30 g Ballaststoffe aus Vollkornprodukten, Gemüse, Hülsenfrüchten und Obst pro Tag (siehe S. 66–67)

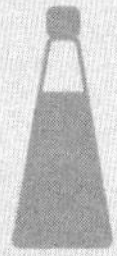

ÖLE UND AUFSTRICHE

Pflanzliche Öle liefern Kalorien, aber auch lebensnotwendige Fettsäuren (siehe S. 73) und Vitamin E.

PROTEINREICHE LEBENSMITTEL

Bevorzugt Pflanzenprotein essen, ein- bis zweimal pro Woche Fisch aus nachhaltigem Fang (davon einmal Fettfisch), rotes und verarbeitetes Fleisch meiden (siehe S. 70–71)

MILCHPRODUKTE UND ALTERNATIVEN

Produkte mit möglichst wenig Fett und Zucker wählen oder ungesüßte, angereicherte milchfreie Alternativen (siehe S. 68–69)

PFLANZEN-POWER

Es ist sehr gesund, viel Obst und Gemüse zu essen, da sie Vitamine, Mineral- und sekundäre Pflanzenstoffe liefern und uns mit Ballaststoffen versorgen, die ein vielfältiges Mikrobiom fördern. Mehrere Studien konnten zeigen, dass es diese Kombination aus den wichtigsten Nährstoffen ist (Beispiele siehe unten und rechts), die uns gesund hält, vor Herzerkrankungen, Typ-2-Diabetes, bestimmten Krebsarten und Demenz schützt und uns außerdem dabei hilft, auf unser Gewicht zu achten. Die Weltgesundheitsorganisation (WHO) empfiehlt, pro Tag mindestens 400 g (d.h. fünf Portionen) Gemüse und Obst zu essen, wobei Kartoffeln, Süßkartoffeln und andere stärkehaltigen Wurzelgemüse ausgenommen sind. Jedes Land übersetzt diese Empfehlung in seine eigenen Leitlinien.

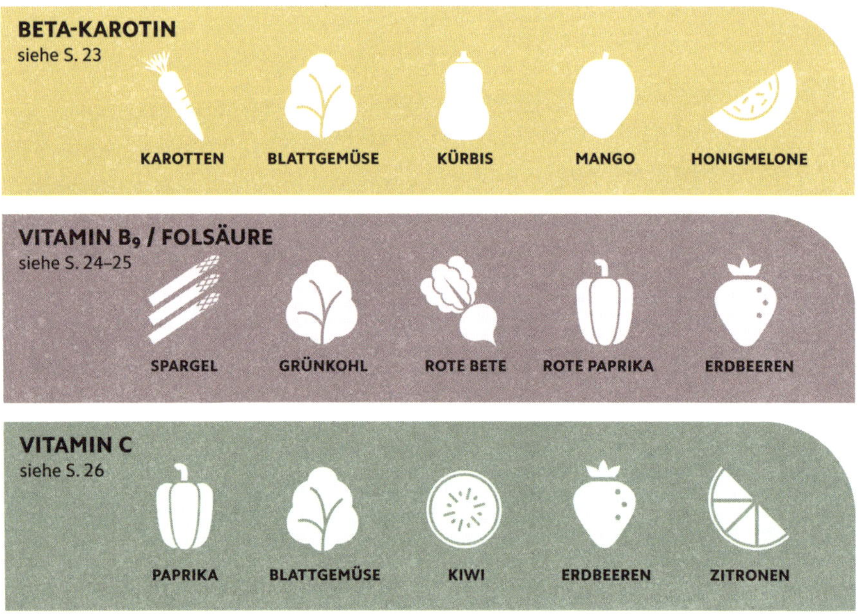

BETA-KAROTIN
siehe S. 23
KAROTTEN
BLATTGEMÜSE
KÜRBIS
MANGO
HONIGMELONE
VITAMIN B_9 / FOLSÄURE
siehe S. 24–25
SPARGEL
GRÜNKOHL
ROTE BETE
ROTE PAPRIKA
ERDBEEREN
VITAMIN C
siehe S. 26
PAPRIKA
BLATTGEMÜSE
KIWI
ERDBEEREN
ZITRONEN

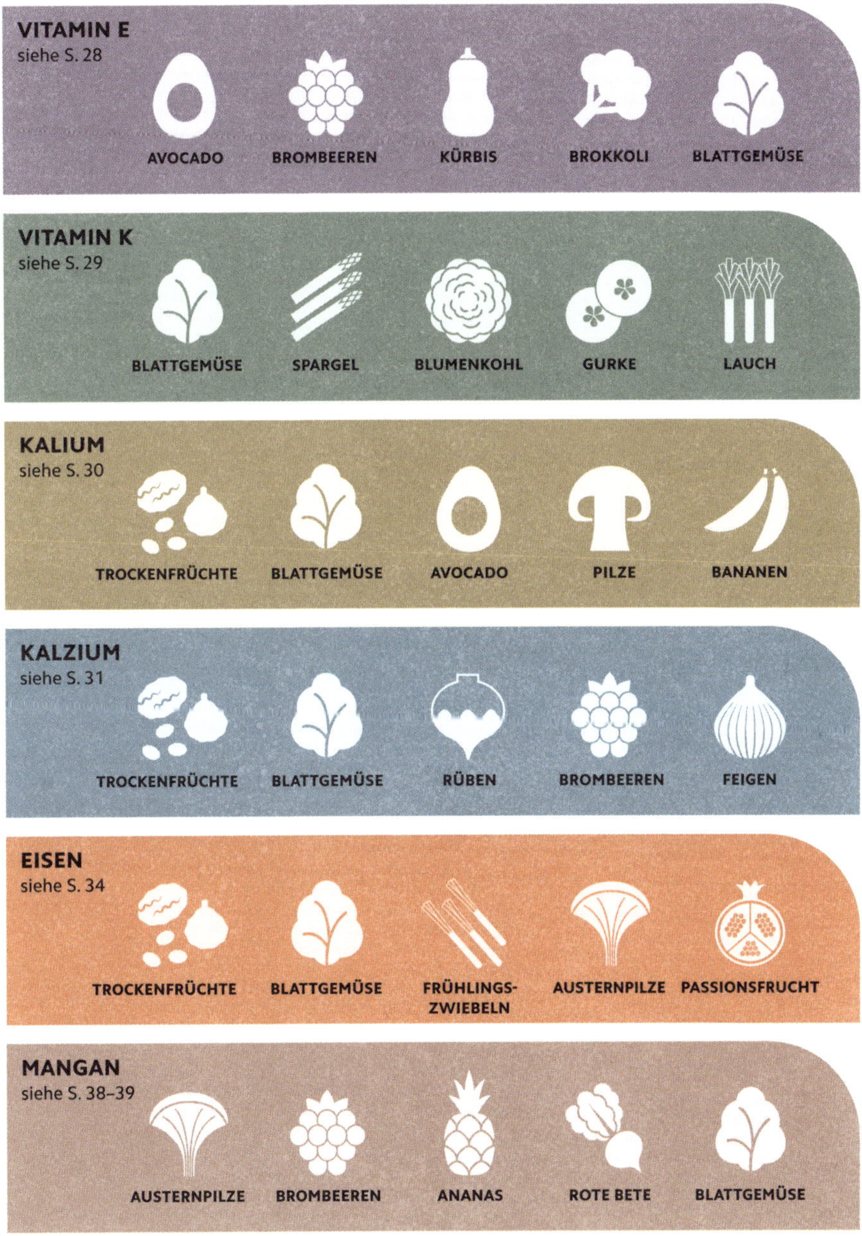
VITAMIN E
siehe S. 28
AVOCADO
BROMBEEREN
KÜRBIS
BROKKOLI
BLATTGEMÜSE
VITAMIN K
siehe S. 29
BLATTGEMÜSE
SPARGEL
BLUMENKOHL
GURKE
LAUCH
KALIUM
siehe S. 30
TROCKENFRÜCHTE
BLATTGEMÜSE
AVOCADO
PILZE
BANANEN
KALZIUM
siehe S. 31
TROCKENFRÜCHTE
BLATTGEMÜSE
RÜBEN
BROMBEEREN
FEIGEN
EISEN
siehe S. 34
TROCKENFRÜCHTE
BLATTGEMÜSE
FRÜHLINGS-
ZWIEBELN
AUSTERNPILZE
PASSIONSFRUCHT
MANGAN
siehe S. 38–39
AUSTERNPILZE
BROMBEEREN
ANANAS
ROTE BETE
BLATTGEMÜSE

ENERGIESPENDER

Stärkehaltige Lebensmittel – unter dem Namen »Kohlenhydrate« bekannt – sind Hauptlieferanten für Nahrung und Energie. Die Bandbreite reicht von Kartoffeln und Pastinaken bis zu Getreideprodukten wie Brot, Reis und Nudeln. Der Grad der Verarbeitung bestimmt die Qualität der Kohlenhydrate (siehe S. 77). Je intensiver stärkehaltige Lebensmittel wie Weißbrot, Nudeln oder Reis verarbeitet sind, desto niedriger ist ihr Gehalt an Ballast- und Nährstoffen (siehe unten). Für eine ausgewogene, gesunde Ernährung sollte auf ballaststoffreiche Nahrungsmittel und Vollkornprodukte zurückgegriffen werden (z. B. Vollkornbrot statt Weißbrot). Dabei am besten auch auf die Größe der Portionen achten.

	PORTIONSGRÖSSE	
WEISSBROT (1,3 g BALLASTSTOFFE)	40 g	VOLLKORNBROT (2,9 g BALLASTSTOFFE)
KARTOFFELPÜREE (2,1 g BALLASTSTOFFE)	150 g	KARTOFFELN MIT SCHALE GEGART (4,7 g BALLASTSTOFFE)
CORNFLAKES (1,2 g BALLASTSTOFFE)	30 g	VOLLKORN-CORNFLAKES (4 g BALLASTSTOFFE)
WEISSER REIS (2,1 g BALLASTSTOFFE)	150 g	NATURREIS (3,3 g BALLASTSTOFFE)
HELLE SPAGHETTI (2,6 g BALLASTSTOFFE)	150 g	VOLLKORNSPAGHETTI (12,2 g BALLASTSTOFFE)
GEDÄMPFTE SÜSSKARTOFFELN (4 g BALLASTSTOFFE)	150 g	SÜSSKARTOFFEL-WEDGES MIT SCHALE (7,8 g BALLASTSTOFFE)

Einfach tauschen
Ballaststoffreiche Nahrungsmittel und Vollkornprodukte als Alternative zu hellen stärkehaltigen Lebensmitteln liefern mehr Nähr- und Ballaststoffe.

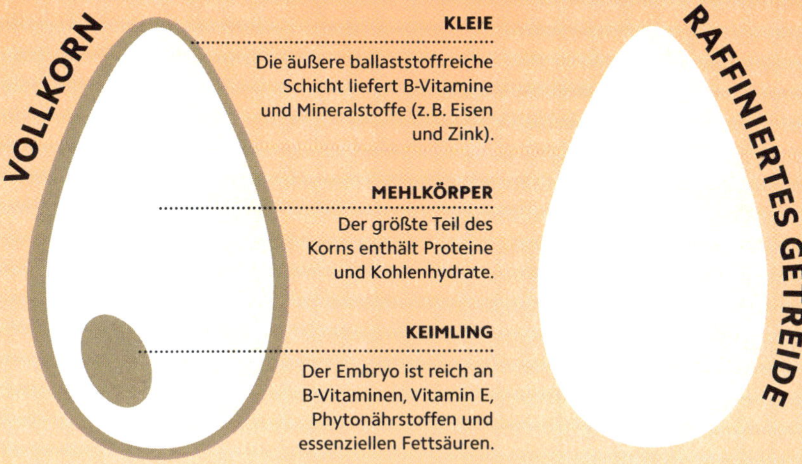
VOLLKORN
KLEIE
Die äußere ballaststoffreiche Schicht liefert B-Vitamine und Mineralstoffe (z. B. Eisen und Zink).
MEHLKÖRPER
Der größte Teil des Korns enthält Proteine und Kohlenhydrate.
KEIMLING
Der Embryo ist reich an B-Vitaminen, Vitamin E, Phytonährstoffen und essenziellen Fettsäuren.
RAFFINIERTES GETREIDE

Die ganze Fülle an Nährstoffen
Das volle Korn besteht aus drei Teilen – Kleie, Mehlkörper und Keimling. Jeder Teil enthält andere Nährstoffe.

(Nähr-)Wertverlust
Beim Verarbeiten werden Kleie und Keimling entfernt, das bedeutet 75 % Nährstoffverlust.

DER VOLLE WERT

Getreide ist von Natur aus ein Vollkornprodukt mit der ganzen Bandbreite von Nährstoffen wie Vitaminen, Mineral-, Ballast-, sekundären Pflanzenstoffen, Antioxidanzien, Eiweiß, essenziellen Fettsäuren und Kohlenhydraten. Weißes Mehl und Produkte daraus haben eine feinere Konsistenz und sind länger haltbar, aber ihr Nährwert ist erheblich verringert (siehe oben). Weltweit wird zur gesunden Ernährung empfohlen, Weißmehlprodukte durch solche aus Vollkorn zu ersetzen, da ein höherer Verzehr von Vollkornlebensmitteln das Risiko für Herzkrankheiten, Schlaganfall, Darmkrebs und Typ-2-Diabetes senkt. Vollkornprodukte liefern mehr Vitamine, Mineral- und Ballaststoffe, ihnen kann aber Zucker oder Salz zugesetzt sein (Zutatenliste prüfen!).

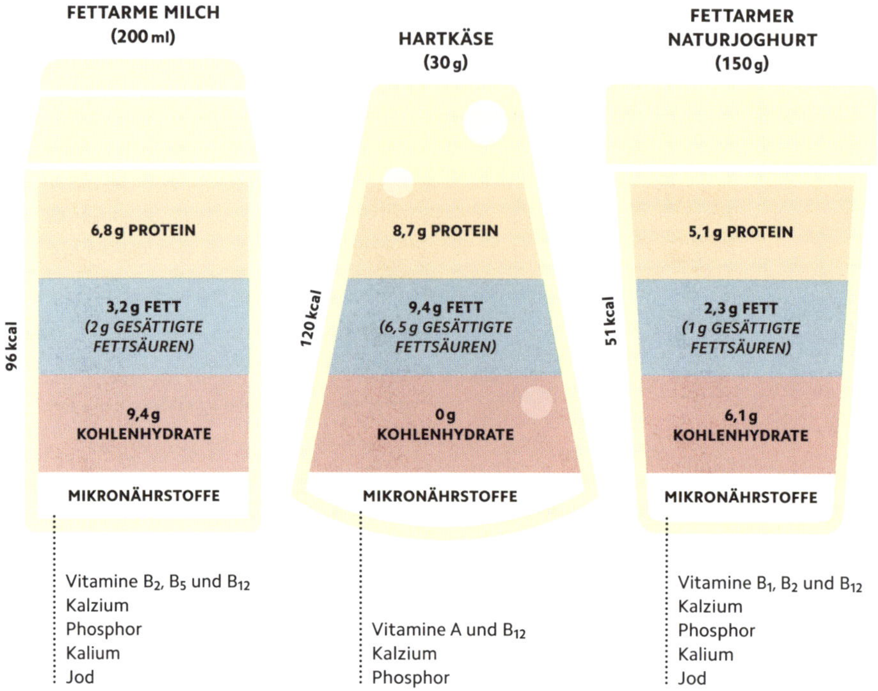

NAHRUNGSMITTEL MILCH

Milch, Käse und Joghurt enthalten viele Nährstoffe und stärken dank ihres Mix aus Kalzium, Phosphor und Eiweiß die Knochen. Der Körper kann Kalzium aus Milchprodukten leichter aufnehmen als aus den meisten pflanzlichen Lebensmitteln. Joghurt mit Milchsäurekulturen liefert Bakterien, die unser Mikrobiom förden. Vollmilchprodukte sind jedoch reich an gesättigten Fettsäuren, sodass zur Vermeidung von Herzerkrankungen fettarme Produkte zu empfehlen sind. Die Forschung beschäftigt sich aktuell mit der »Milchmatrix« und untersucht, wie sich die besondere physikalische Struktur und die Kombination von Nährstoffen und anderen Bestandteilen in Milchprodukten auf unsere Gesundheit auswirken.

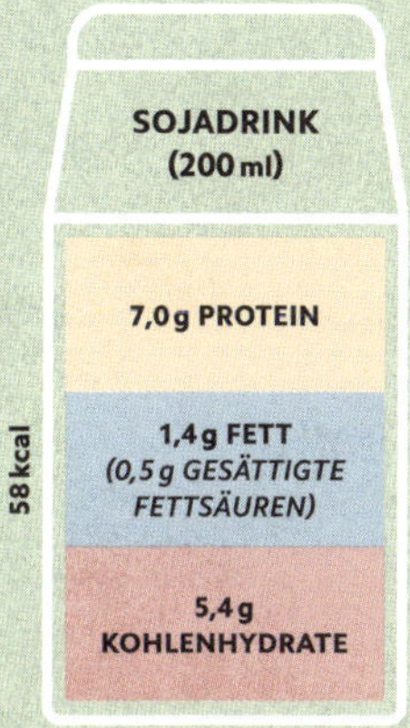

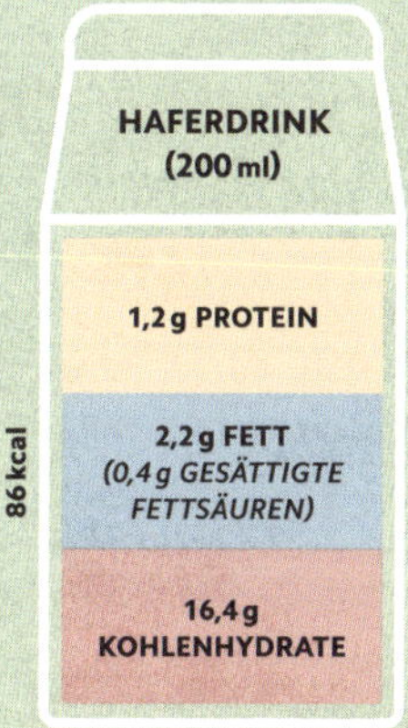

KUHMILCH-ERSATZ

Pflanzliche Ersatzprodukte für Milch, Käse und Joghurt eignen sich für vegane milchfreie Ernährung. Sie hinterlassen einen kleineren ökologischen Fußabdruck und liefern mitunter weniger Kalorien. Ihr Nährstoffgehalt ist von der jeweiligen Pflanze und eventuellen Zusatzstoffen abhängig (manche Milch-Ersatzprodukte sind mit Zucker versetzt), daher immer auf die Inhaltsstoffe achten! Im Vergleich zu Kuhmilch enthalten sie meist weniger Protein, Kalzium, Jod und Vitamin B_2 und B_{12}. Um sie an Kuhmilch anzugleichen, werden sie oft angereichert, vor allem mit Kalzium und Vitamin B_{12}, aber auch Vitamin A und D. In einigen Ländern und auch innerhalb der EU dürfen milchfreie Produkte nicht »Milch« genannt werden und erhalten einen Zusatz wie »Drink« oder »Alternative«.

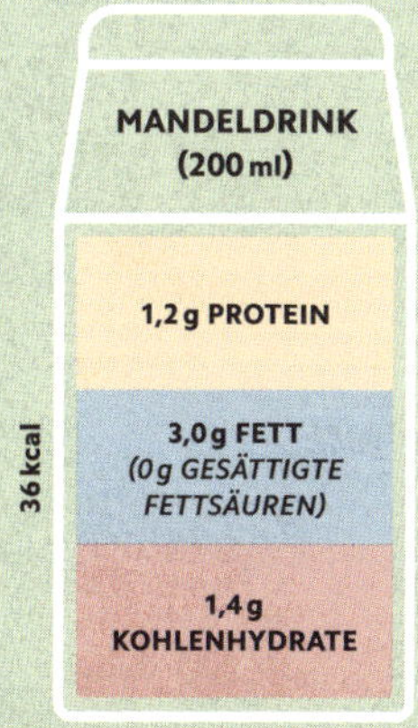

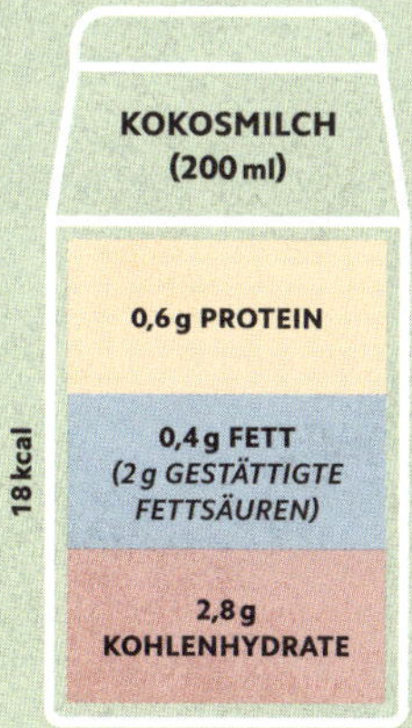

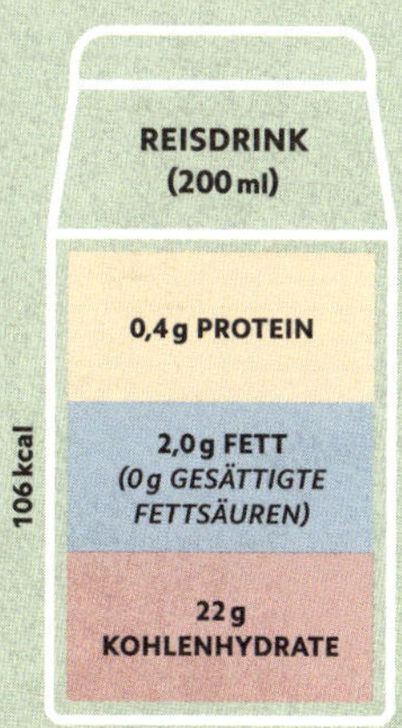

PRALLE PACKUNG

Tierisches Eiweiß stammt entweder vom Tier selbst (rotes Fleisch, Geflügel und Fisch) oder ist in tierischen Produkten enthalten (Eier und Milchprodukte). Außer Proteinen liefern sie noch zahlreiche weitere Nährstoffe: rotes Fleisch Eisen und Zink, Fisch und Meeresfrüchte Jod und Selen, Eier und fette Meeresfische Vitamin D. Allerdings profitieren sowohl die Umwelt als auch unsere Gesundheit davon, wenn wir weniger tierische und mehr pflanzliche Proteine zu uns zu nehmen (siehe S. 125). In kleinen Mengen ist der Verzehr tierischer Lebensmittel jedoch vertretbar.

PROTEIN-QUELLE	PORTIONS-GRÖSSE	PROTEINGEHALT (g/PORTION)
RIND	1 STEAK (225 g)	50,6
HUHN	1 HÄHNCHENBRUSTFILET (150 g)	36
LAMM	1 STEAK (150 g)	30,3
SCHWEIN	1 LENDENSTEAK (130 g)	28,3
LACHS	1 FILET (130 g)	26,5
KABELJAU	1 MITTELGROSSES FILET (140 g)	24,5
PUTE	1 DÜNNES STEAK (100 g)	24,4
GARNELEN	10, GROSS (100 g)	17,6
KÄSE	1 KLEINES STÜCK (30 g)	8,7
KUHMILCH	1 GLAS (200 ml)	7
HÜHNEREI	1 EI, GRÖSSE M (58 g)	6,7
NATURJOGHURT	1 BECHER, FETTARM (150 g)	5,1

SOJAPRODUKTE

100 g Tempeh liefert ca. 20 g Protein, die gleiche Menge Tofu 9 g. Beide enthalten alle neun essenziellen Aminosäuren.

HÜLSENFRÜCHTE

Bohnen, Linsen und Kichererbsen sind hervorragende Proteinquellen. 125 g gegarte Kichererbsen (aus der Dose) enthalten ca. 11,75 g Protein.

GETREIDE

Quinoa, Amarant und Buchweizen enthalten alle essenziellen Aminosäuren. 160 g gegarte Quinoa liefert etwa 8 g Protein.

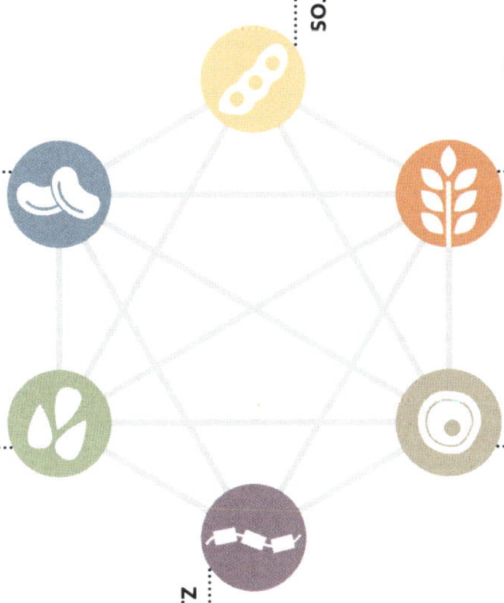

NÜSSE UND SAMEN

Kürbiskerne liefern am meisten Protein – 1 Handvoll (30 g) ca. 11 g, gefolgt von Erdnüssen, Mandeln und Cashewkernen.

MYKOPROTEIN

Durch Fermentation aus Pilzen gewonnen und ballaststoffreich, liefert es 11 g Protein pro 100 g und enthält alle essenziellen Aminosäuren.

FLEISCH-ERSATZ

Aus Erbsen- und Weizenprotein wird Fleischersatz erzeugt. Seitan oder »Weizenfleisch« kann pro 100 g mindestens 20 g Protein enthalten.

PROTEIN IN PORTIONEN

Viele pflanzliche Lebensmittel sind gute Proteinlieferanten und enthalten im Vergleich zu tierischen Quellen weniger gesättigte Fettsäuren, dafür meist mehr Ballaststoffe. Eine vielseitige pflanzenbasierte Ernährung (siehe oben) kann den Proteinbedarf leicht decken. Früher wurde empfohlen, bestimmte pflanzliche Nahrungsmittel beim Essen zu kombinieren, etwa Reis mit Bohnen, damit jede Mahlzeit alle essenziellen Aminosäuren liefert (siehe S. 14). Heute sagen Wissenschaftler, dass essenzielle Aminosäuren auch in über einen Tag verteilten Portionen ausreichend aus pflanzlichen Lebensmittel aufgenommen werden.

LEBENSMITTEL DER ZUKUNFT

2050 könnte die Weltbevölkerung 9,7 Milliarden erreicht haben. Die UN schätzen, dass sich die Lebensmittelproduktion von 2018 bis 2050 verdoppeln muss, um all diese Menschen zu versorgen. Daher werden alternative Nahrungsmittelquellen erforscht, die nahrhaft sind, wenig Wasser und Land benötigen und kaum Treibhausgase verursachen. Einige Erzeugnisse, die wie Fleisch aussehen und schmecken sollen, werden aus Pflanzeneiweiß (z. B. Soja) und Pilzen (z. B. Mykoprotein) hergestellt und sind fast überall erhältlich. In Zukunft könnten bei uns auch alternative Proteinquellen auf dem Speiseplan stehen, die aus Tieren, Insekten oder Bakterien stammen.

		PRO	KONTRA
IN-VITRO-FLEISCH 	Diese Proteinart wird durch Vermehrung tierischer Muskelzellen im Bioreaktor gewonnen. Es könnte bis zum Jahr 2035 ein Viertel des weltweiten Fleischkonsums decken.	Es kann so gezüchtet werden, dass es gesünder als normales Fleisch ist. Die Herstellung ist außerdem kostengünstiger als das Halten von Vieh, das große Mengen Futter, Land und Wasser benötigt.	Als neue Technologie ist die Herstellung noch sehr kostspielig. Das Nachbauen der Textur von Fleisch ist kompliziert. Veganer*innen/Vegetarier*innen könnten Laborfleisch trotz allem ablehnen.
EINZELLERPROTEINE 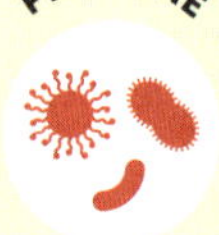	Einzellige Mikroorganismen (z. B. Bakterien, Mikroalgen, Hefen oder andere Pilze) bilden durch Fermentation ein nährstoffreiches Protein. So werden Mykoproteine hergestellt.	Sie können unter Zuhilfenahme von Treibhausgasen, z. B. Methan, und Abwasser schnell hergestellt werden, und benötigen eine minimale Menge an Fläche.	Mehr Forschung und technischer Fortschritt sind nötig, bis Einzellerproteine ein sicheres Nahrungsmittel sind und in großem Umfang produziert werden können. Noch sind die Kosten sehr hoch.
ESSBARE INSEKTEN 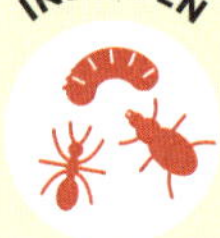	Nährstoffreiche Insekten sind in Afrika, Asien und Lateinamerika seit Jahrtausenden Teil der Ernährung.	Essbare Insekten sind reich an Vitaminen und Mineralstoffen und liefern mehr Protein als Säugetiere, Vögel oder Fische. Zudem ist der CO_2-Ausstoß bei der Produktion sehr niedrig.	Manche Insekten können giftig sein oder allergische Reaktionen auslösen. Kann Ökosysteme und Nahrungsketten gefährden. Insekten sind für Vegetarier*innen/Veganer*innen ungeeignet.

DAS RICHTIGE FETT

Alle Speiseöle und -fette liefern die gleiche Kalorienmenge, unterscheiden sich aber in der Qualität. Die meisten Öle sind reich an gesunden, ungesättigten Fettsäuren, während Kokosnuss- und Palmöl genau wie Butter viele gesättigte Fettsäuren enthalten. Hohe Anteile an gesättigten Fettsäuren oder industriell hergestellten Transfetten (in teilweise hydrierten Pflanzenölen, die in einigen Ländern verboten sind) können zu hohen Cholesterinwerten führen. Anteil und Art von Fett in Margarinen und Aufstrichen sind sehr unterschiedlich. Die unten stehende Tabelle zeigt die ungefähre Zusammensetzung der Fettsäuren in 14 Ölen und Fetten.

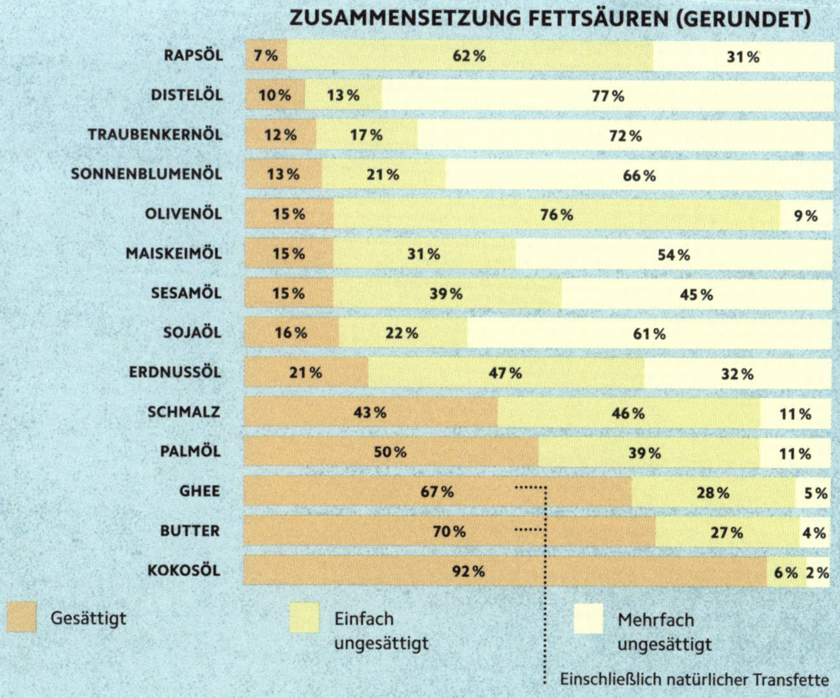

SÜSSER STOFF

In unseren Lebensmitteln kommen zwei Zuckerarten vor: natürlicher Zucker und freier Zucker. Trauben- und Fruchtzucker in Obst (und in sehr viel kleinerer Menge in Gemüse) sowie Milchzucker in Milch sind natürliche Zucker. Zum freien Zucker zählen zugesetzter Zucker sowie Zucker in Fruchtsäften, der aus den Zellen des Obstes stammt und nicht mehr in den Fruchtfasern verpackt ist. Eine hohe Zufuhr an freiem Zuckern sorgt für ein Übermaß an Kalorien im Essen, kann zu Gewichtszunahme führen und erhöht das Risiko von Karies (siehe S. 143).

Ausgewogene Zufuhr

Natürliche Zucker müssen nicht begrenzt werden. Freie Zucker sollten jedoch nicht mehr als 10 % und idealerweise nur 5 % der gesamten Kalorienaufnahme ausmachen.

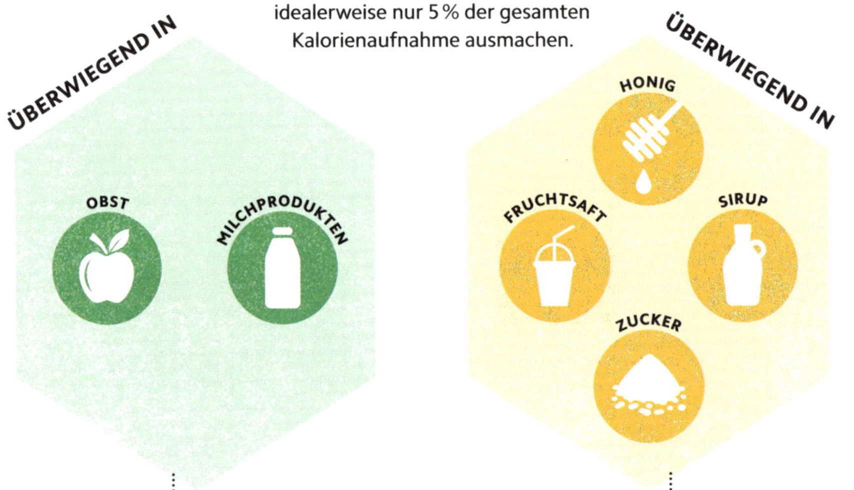

NATÜRLICHER ZUCKER

Nahrungsmittel mit natürlichen Zuckern sind in der Regel nährstoffreich und wichtig für eine gesunde Ernährung.

FREIER ZUCKER

Freie Zucker sind in Honig, Sirup und allen Zuckerarten, die zu Hause, in Restaurants oder bei Herstellung von Nahrungsmitteln zugesetzt werden.

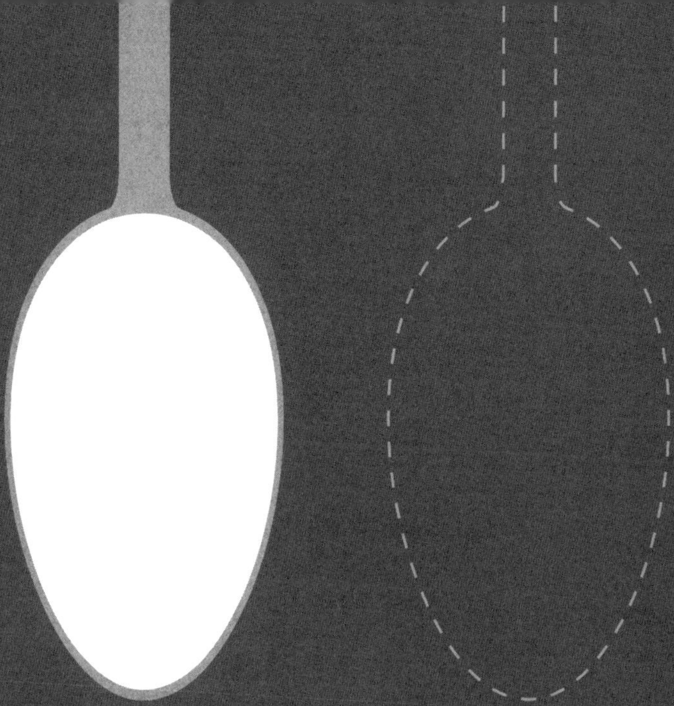

Hoher Salzkonsum
Die durchschnittliche Salzaufnahme liegt in Deutschland bei 8,4–10 g täglich. Das ist deutlich mehr als das von der DGE empfohlene Maximum von 6 g.

ZU VIEL NATRIUM

Kochsalz besteht aus Natrium und Chlorid und ist in kleinen Mengen wichtig für unsere Gesundheit, etwa für das Funktionieren von Nerven und Muskeln. Weltweit wird jedoch viel zu viel Salz aufgenommen. Laut Weltgesundheitsorganisation (WHO) könnte ein Maximum von 5 g Salz pro Tag – also 1 Teelöffel – 2,5 Millionen Todesfälle durch Schlaganfall oder Herzinfarkt pro Jahr verhindern. Um die Salzaufnahme zu verringern, sollte man weniger salzen, stark gesalzene Speisen meiden (z. B. Wurstwaren, Fertiggerichte) und lieber mit Kräutern würzen.

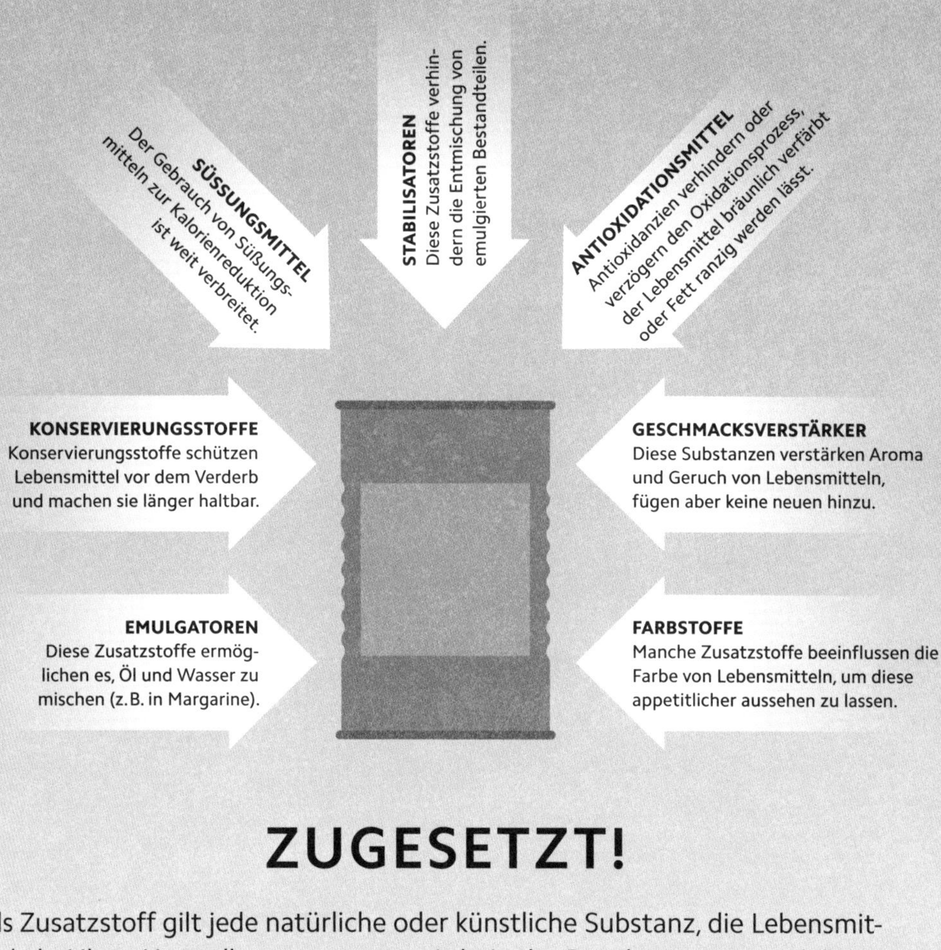
SÜSSUNGSMITTEL
Der Gebrauch von Süßungsmitteln zur Kalorienreduktion ist weit verbreitet.
STABILISATOREN
Diese Zusatzstoffe verhindern die Entmischung von emulgierten Bestandteilen.
ANTIOXIDATIONSMITTEL
Antioxidanzien verhindern oder verzögern den Oxidationsprozess, der Lebensmittel bräunlich verfärbt oder Fett ranzig werden lässt.
KONSERVIERUNGSSTOFFE
Konservierungsstoffe schützen Lebensmittel vor dem Verderb und machen sie länger haltbar.
GESCHMACKSVERSTÄRKER
Diese Substanzen verstärken Aroma und Geruch von Lebensmitteln, fügen aber keine neuen hinzu.
EMULGATOREN
Diese Zusatzstoffe ermöglichen es, Öl und Wasser zu mischen (z.B. in Margarine).
FARBSTOFFE
Manche Zusatzstoffe beeinflussen die Farbe von Lebensmitteln, um diese appetitlicher aussehen zu lassen.

ZUGESETZT!

Als Zusatzstoff gilt jede natürliche oder künstliche Substanz, die Lebensmitteln bei ihrer Herstellung zugesetzt wird – in der Regel, um sie zu stabilisieren, haltbarer zu machen oder Farbe, Geschmack oder Struktur zu verbessern. Die gängigsten Stoffe sind oben abgebildet. Jeder Zusatzstoff hat einen speziellen Effekt auf bestimmte Nahrungsmittel. In den meisten Ländern werden diese Stoffe vor ihrer Zulassung geprüft und müssen auf der Zutatenliste aufgeführt sein. Auch Vitamine und Mineralstoffe können Lebensmitteln bei der Herstellung hinzugefügt werden. Dies gilt als Anreicherung und soll Nährstoffe ersetzen, die während der Herstellung (siehe rechts) verloren gehen, oder für zusätzliche gesunde Nährstoffe sorgen.

GRAD DER VERARBEITUNG

Verarbeitete Lebensmittel sind in irgendeiner Form verändert. Viele benötigen ein bestimmtes Maß an Verarbeitung, um überhaupt für uns essbar zu sein. Wenig veränderte Lebensmittel sind nur gewaschen, zerkleinert, eingefroren oder gegart. Stark verarbeiteter Nahrung wurde etwa Fett, Zucker, Salz und Zusatzstoffe (siehe links) zugesetzt. Diese hoch verarbeiteten Lebensmittel können Gesundheitsprobleme wie Fettleibigkeit, Krebs oder Herzkrankheiten auslösen. Manche Experten meinen allerdings, dass dies nicht am Verarbeitungsgrad liegt, sondern dass diese Nahrungsmittel nur wenige Mikronährstoffe, dafür umso mehr Kalorien, gesättigte Fettsäuren, Zucker und Salz enthalten.

SCHWACH VERARBEITET	STARK VERARBEITET
OFEN-KARTOFFEL	POMMES FRITES
GEGRILLTE HÄHNCHEN-BRUST	FRITTIERTE CHICKEN NUGGETS
APFEL	APFELKUCHEN
FRISCHE NÜSSE	NÜSSE MIT SCHOKO-ÜBERZUG
FRISCHE KAROTTEN	KAROTTEN-KUCHEN
SCHWEINE-KOTELETT	PFEFFER-SALAMI

Die Wirkung von Verarbeitung
Kaum verarbeitete Lebensmittel werden oft nur leicht verändert und behalten viel von ihrem ursprünglichen Nährstoffgehalt. Stark verarbeitete Produkte müssen nicht zwangsläufig ungesund sein, sind es aber oft.

GESUNDE DURSTLÖSCHER

Was man trinkt, ist genauso wichtig wie das, was man isst – Getränke versorgen uns mit 80 Prozent der Flüssigkeit in unserer Ernährung. Doch es gibt Unterschiede: Wasser liefert weder Kalorien noch Zucker und ist immer gesund. Koffein (in Kaffee, Tee oder Energydrinks) macht wach, kann aber auch Schlafstörungen verursachen und den Harndrang fördern. Es wurde daher lange vermutet, dass Koffein dehydriert, dieser Effekt wird aber durch die Flüssigkeitsaufnahme ausgeglichen. Einige stark zuckerhaltige Getränke (z. B. Fruchtsäfte und Smoothies) enthalten Vitamine und Mineralstoffe, andere (z. B. Energydrinks und Limonaden) jedoch nicht. Beides sorgt für einen erheblichen Anteil der täglichen Zuckerzufuhr. Zuckerfreie Getränke haben deutlich weniger Kalorien. Die Süßstoffe darin sind medizinisch geprüft, manche Studien legen jedoch nahe, dass Zuckerersatzstoffe die Darmflora aus der Balance bringen können (siehe S. 54–55).

BELIEBTE ALKOHOLFREIE GETRÄNKE	PRO	KONTRA
WASSER	Wasser ist immer die beste Wahl, da es kalorien- und zuckerfrei ist, zudem regional, verpackungsfrei und emissionsarm.	In manchen Regionen kann Leitungswasser belastet sein. Erkundigen Sie sich im Zweifel beim Wasserwirtschaftsamt.
MILCH	Kuhmilch liefert gut verwertbares Eiweiß, Kalzium, Phosphor, Kalium, Jod und die Vitamine B_2, B_5 und B_{12}.	Vollmilch enthält relativ viele gesättigte Fettsäuren (siehe S. 73).
KAFFEE	3–4 Tassen Kaffee kann das Risiko für Herzerkrankungen und Typ-2-Diabetes senken, 4–5 Tassen gelten als unbedenklich.	Hoher Koffeinkonsum (mehr als 3 Tassen Kaffee à 150 ml) kann bei Schwangeren zu Fehlgeburten und geringem Geburtsgewicht des Kindes führen.

BELIEBTE ALKOHOLFREIE GETRÄNKE	PRO	KONTRA
TEE	Antioxidanzien in Schwarz-/Grüntee können das Risiko von Herzkrankheiten, Schlaganfall und Krebs senken.	Einige Teesorten enthalten Tannine (Gerbstoffe), die die Aufnahme von Nicht-Häm-Eisen (siehe S. 34) hemmen können.
HEISSE SCHOKOLADE UND KAKAO	Heiße Schokolade und Kakao können Flavonoide (siehe S. 106) enthalten, die antioxidativ wirksam sind.	Diese Getränke sind oft reich an Kalorien, gesättigten Fettsäuren und Zucker.
FERMENTIERTE GETRÄNKE	Einige fermentierte Getränke wie Kefir und Kombucha enthalten probiotische Bakterien (siehe S. 55).	Fermentierte Getränke können zugesetzten Zucker enthalten und zu vorübergehenden Blähungen führen.
FRUCHTSÄFTE UND SMOOTHIES	Diese Getränke können zur täglichen Zufuhr an Obst und Gemüse beitragen.	Bei der Saftherstellung werden die Ballaststoffe entfernt, sodass die Getränke viel freien Zucker liefern (siehe S. 74).
SIRUPE	Zuckerfreie und konzentrierte Sirupe verleihen Wasser mehr Geschmack.	Viele Sirupe enthalten freie Zucker und kaum Fruchtsaft (wenn überhaupt).
SPORTGETRÄNKE	Sie liefern wichtige Mineralstoffe (Elektrolyte), die bei intensiver, längerer sportlicher Tätigkeit verbraucht wurden.	Sportgetränke haben oft einen hohen Zuckergehalt und sind bei Sporteinheiten von bis zu einer Stunde unnötig.
ENERGY DRINKS UND LIMONADEN	Viele dieser Getränke gibt es in zuckerfreien Varianten mit wenigen oder gar keinen Kalorien.	Diese Getränke haben oft einen hohen Anteil an freien Zuckern, Koffein und anderen Zusatzstoffen.

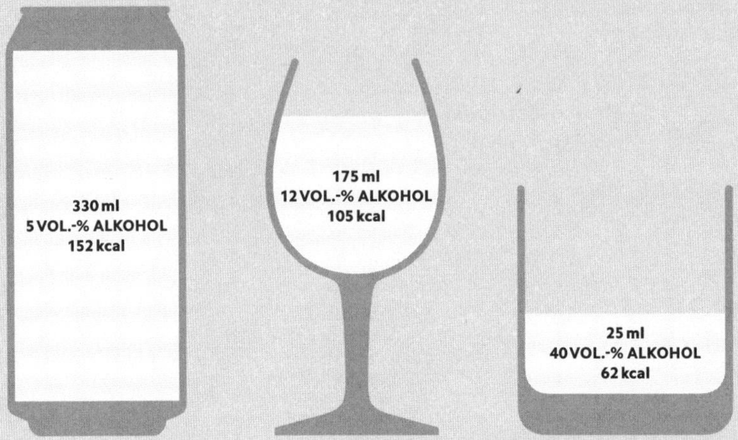

Bier
Die meisten Biersorten haben einen Alkoholgehalt von 6 Vol.-% oder weniger. Bier wird aber oft in größeren Mengen getrunken als andere Alkoholika.

Wein
Der Alkoholgehalt von Wein liegt in der Regel bei 10–12 Vol.-%. Je stärker der Wein, desto mehr Kalorien sind enthalten.

Spirituosen
Werden üblicherweise in kleinen Mengen konsumiert, sind jedoch sehr stark und enthalten oft 35–40 Vol.-% Alkohol.

RISKANTER GENUSS

Alkohol entsteht bei der Vergärung von Getreide, Obst oder Gemüse. Alkoholische Getränke variieren bezüglich ihrer Volumenprozent Alkohol (Vol.-%), dem prozentualen Alkoholanteil am Gesamtvolumen (siehe oben). Übermäßiger Alkoholkonsum führt zu gesundheitlichen Problemen wie Herz- und Lebererkrankungen, Bluthochdruck und Entzündung der Bauchspeicheldrüse. Er kann auch das Immunsystem schwächen und Nervensystem sowie Gehirn schädigen. Alkohol liefert viele Kalorien, ein Übermaß kann Schlafstörungen, Angstgefühle und Depressionen verursachen. Laut Weltgesundheitsorganisation (WHO) hat Alkoholkonsum weltweit jedes Jahr etwa drei Millionen Todesfälle zur Folge.

HALTBAR MACHEN

Wärme, Feuchtigkeit, Sauerstoff und Zeit lassen Bakterien, Hefen und Schimmel gedeihen. Sie befallen leicht Lebensmittel und machen sie dadurch ungenießbar. Verschiedene Methoden zur Haltbarmachung (siehe unten) verhindern, dass Lebensmittel Wärme oder Feuchtigkeit ausgesetzt sind, und machen sie länger genießbar. Werden Nahrungsmittel gleich nach der Ernte etwa durch Einfrieren konserviert, werden Nährstoffe (wie B-Vitamine und Vitamin C) bewahrt, die sonst mit der Zeit verloren gehen würden.

Einfrieren oder Kühlen
Gefrieren von Nahrung unterbricht das Bakterienwachstum, Kühlen verlangsamt es – doch beide Methoden können es nicht vollständig verhindern.

Einlegen
Eine saure Umgebung – in der Regel Essig – hemmt das Wachstum von Bakterien. Säuren können jedoch schädlich für die Zähne sein.

Einkochen
Hierbei wird Nahrung erhitzt, um Bakterien abzutöten, und gegen Kontamination versiegelt. Wasserlösliche Vitamine können verloren gehen.

Zuckern oder Salzen
Zu viel Zucker und Salz sind zwar gesundheitsschädlich, entziehen Nahrungsmitteln aber auch Wasser und hemmen so das Bakterienwachstum.

Trocknen oder Räuchern
Wasserentzug stoppt Bakterienwachstum. Diese Methoden konzentrieren Kalorien und Nährstoffe in Lebensmitteln.

Vakuumieren
Luftdichte Verpackungen töten Bakterien durch Sauerstoffentzug ab. Die Nahrung behält Nährstoffe, Farbe und Konsistenz.

Pasteurisieren
Das Erhitzen hemmt die Aktivität von Enzymen und Bakterien, einige B-Vitamine gehen jedoch verloren.

Fermentieren
Fermentierte Lebensmittel gewinnen an darmfreundlichen Bakterien und für Nahrung schädliche Bakterien werden abgetötet.

BLATTGEMÜSE

Grünkohl und anderes Blattgemüse liefern Vitamin C, E und K, Mineralstoffe und Antioxidanzien (z.B. Lutein und Beta-Karotin).

NÜSSE

Nüsse versorgen uns mit Protein, gesunden ungesättigten Fettsäuren, Ballast-, Mineral- und sekundären Pflanzenstoffen.

BEEREN

Beeren sind reich an Antioxidanzien wie Vitamin C, Ballast- und sekundären Pflanzenstoffen und stärken so das Immunsystem.

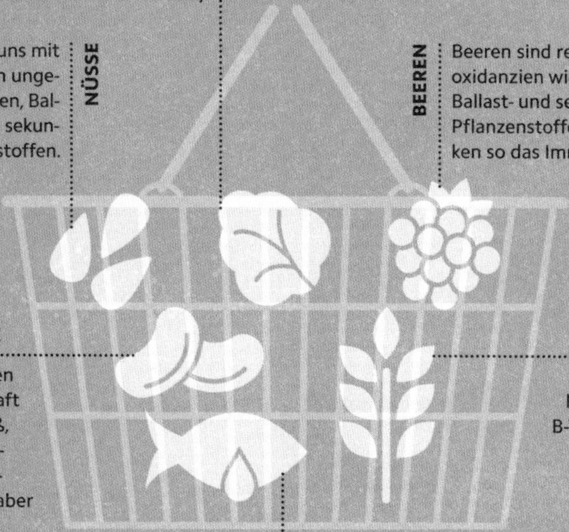

HÜLSENFRÜCHTE

Bohnen, Soja, Erbsen und Co. sind nahrhaft und reich an Eiweiß, Ballaststoffen, Vitaminen und Mineralstoffen, enthalten aber wenig Fett.

GETREIDE

Vollkornprodukte liefern Ballaststoffe, B-Vitamine, Vitamin E und Mineralstoffe.

FETTFISCH

Fetter Seefisch (z.B. Lachs, Hering, Makrele) liefert viele Omega-3-Fettsäuren, die die Herzgesundheit fördern.

WAS IST DRAN AN DEM HYPE?

So bestechend die Vorstellung von einem Superfood ist, das die Gesundheit auf Hochtouren bringt – es ist doch eine Illusion. Es gibt keine juristische oder wissenschaftliche Definition von Superfood, vielmehr handelt es sich um einen Marketingbegriff. Sieht man eine Schlagzeile, die ohne Beweise behauptet, dass ein bestimmtes Nahrungsmittel besondere Wirkung gegen Krankheiten und für die Gesundheit hat, ist es hilfreich, die entsprechende Lebensmittelgruppe (siehe oben) zu identifizieren. Vermutlich haben andere Nahrungsmittel derselben Kategorie die gleichen Eigenschaften. Statt dem Superfood-Hype zu folgen, sollte man vielmehr täglich einen bunten Mix an nährstoffreichen Lebensmitteln essen.

BRAUCHEN WIR SUPPLEMENTE?

PRO

Durch Nahrungsergänzungsmittel, die isolierte Vitamine und Mineralstoffe enthalten, kann man die optimale Aufnahme dieser Stoffe sicherstellen und Mangel aufgrund von Erkrankung, Alter oder bestimmter Ernährung ausgleichen. Sie sind empfehlenswert für Menschen mit erhöhtem Nährstoffbedarf oder einem Risiko für Mangel an Nährstoffen. Veganer*innen etwa sollten zusätzlich Vitamin B_{12} einnehmen.

KONTRA

Ersatzpräparate für Vitamine und Mineralstoffe können schlechte Essgewohnheiten nicht ausgleichen. Einige Studien belegen, dass sie wenig Nutzen bringen, wenn eine Person nicht an einem echten Nährstoffmangel leidet. Die Nährstoffkombinationen in einem Lebensmittel begünstigt deren Aufnahme, in Ergänzungsmitteln sind sie dagegen isoliert. Hohe Dosen können die Nährstoffaufnahme sogar hemmen und der Gesundheit schaden.

HEISS GEGESSEN

Garen kann den Verzehr von Lebensmitteln sicherer machen, denn bei manchen (z. B. Fleisch und Fisch) werden durch das starke Erhitzen schädliche Bakterien (z. B. Salmonellen und Campylobacter) abgetötet, die zu Vergiftungen führen können. Gekochte Nahrung ist außerdem leichter verdaulich und in Geschmack, Textur und Aussehen häufig ansprechender. Wie die Art der Zubereitung von Nahrung (siehe S. 57) hat auch die jeweilige Garmethode einen Einfluss auf den Nährstoffgehalt. So verliert Blattgemüse wie Brokkoli beim Garen in Wasser mehr wasserlösliche Vitamine (siehe S. 22) als beim Dämpfen, Braten oder Grillen. Für jedes Nahrungsmittel hat die jeweilige Garmethode Vor- und Nachteile (siehe unten und rechts).

GARMETHODE	PRO	KONTRA
KOCHEN IN WASSER 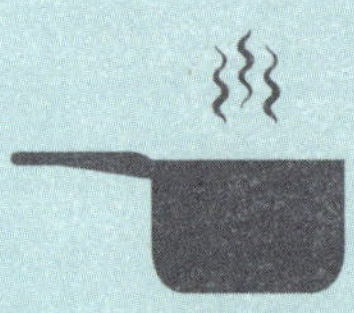	Eine schnelle und einfache Art, stärkehaltige Nahrung essbar zu machen. Kochen macht auch die Zellwände weicher, sodass der Körper die enthaltenen Nährstoffe (z. B. Karotinoide in Gemüse) besser aufnehmen kann.	B-Vitamine und Vitamin C werden leicht ins Kochwasser ausgeschwemmt. So verliert Brokkoli beim Kochen 44 % seines Vitamin-C-Gehalts – beim Dämpfen jedoch nur 24 %. Auch Geschmack kann beim Kochen verloren gehen.
DÄMPFEN 	Dämpfen ist eine vielseitige Garmethode und wird oft für Fisch und Gemüse verwendet. Wasserlösliche Vitamine, Antioxidanzien, Farbe und Textur bleiben erhalten, weil die Garzeiten kurz sind und die Nahrung nicht mit Wasser in Berührung kommt.	Wie beim Kochen können manche Lebensmittel beim Dämpfen an Geschmack verlieren, was man jedoch durch Hinzufügen natürlicher Geschmacksgeber wie Zitronenscheiben, Zwiebeln, Kräuter, Knoblauch und Ingwer ausgleichen kann.

GARMETHODE	PRO	KONTRA
IN DER PFANNE BRATEN	Durch Garen von Lebensmitteln in Fett oder Öl kann der Körper Karotinoide und fettlösliche Vitamine besser aufnehmen. Manche Öle steuern ungesättige Fettsäuren bei. Da z.B. im Wok nur kurz gegart wird, bleiben hier mehr Nährstoffe erhalten.	Bei jeder Art von Braten oder Frittieren werden Fett und Kalorien hinzugefügt. Braten bei über 120 °C kann Karzinogene erzeugen: heterozyklische aromatische Amine (HAA) in Fleisch und Fisch sowie Acrylamide in stärkehaltiger Nahrung.
IM OFEN BACKEN	Beim Garen von Fisch, Geflügel und Gemüse in Folie oder Backpapier bleiben Wassergehalt und Nährstoffe ohne Hinzufügen von Fett erhalten. Auch das Verwenden von Sprühöl, um Fleisch, Kartoffeln und Gemüse zu braten, hilft Fett zu sparen.	Beim Backen bestimmter Nahrungsmittel (z.B. Kartoffeln, Fleisch oder Fisch) können sich Krebs erregende Chemikalien bilden. Um dies zu vermeiden, sollten Bräunungs- und Garzeiten reduziert werden (soweit dies für den Verzehr sicher ist).
GRILLEN UND BARBECUE	Hierbei schmilzt das Fett im Fleisch und tropft durch den Rost. Beide Methoden verleihen den Speisen mehr Geschmack, sind aber am sichersten, wenn die Nahrung bei niedrigeren Temperaturen gegart und nicht verbrannt wird.	Fleisch oder Fisch vom Grill oder aus dem BBQ-Ofen bilden polyzyklische aromatische Kohlenwasserstoffe (PAK), die Krebs auslösen können. Wie beim Frittieren und Braten können sich auch beim Grillen und Barbecue schädliche Stoffe bilden.
GAREN IN DER MIKROWELLE	Bei wenig Wasser und kurzen Garzeiten bleiben Nährstoffe erhalten (z.B. bleiben bei in der Mikrowelle gegarten Erbsen 30% mehr Vitamin C erhalten als beim Kochen). Mikrowellen sind auch praktisch zum Erwärmen von Resten.	Bei manchen nicht mikrowellengeeigneten Plastikbehältern können schädliche Substanzen ins Essen gelangen. Werden Speisen mit zu viel Wasser oder ohne Abdeckung gegart, werden sie leicht übergart oder gewissermaßen gekocht.

GESUND IN JEDE ALTER

M

Vom Kindes- bis zum Greisenalter ist eine gesunde und ausgewogene Ernährung wichtig, die sich den jeweiligen Bedürfnissen des Körpers anpasst. In der Kindheit und Jugend muss Nahrung viel Energie und Nährstoffe liefern, die für schnelles Wachstum und Entwicklung sorgen. Schwangerschaft und Stillen erhöhen den Bedarf an bestimmten Nährstoffen – und wieder andere werden in mittleren Jahren und im Alter benötigt. Wer weiß, was der Körper wann braucht, kann in jeder Lebensphase durch die Ernährung zum persönlichen Wohlbefinden beitragen.

KINDER

Die BMR bei Babys und Kindern liegt 1,5–2 mal höher als bei Erwachsenen.

ERWACHSENE

Da Männer größer sind und einen höheren Muskelanteil haben, liegt ihre BMR in der Regel höher als bei Frauen.

SCHWANGERSCHAFT UND STILLZEIT

Die BMR steigt aufgrund zunehmender Körpermasse und physiologischen Veränderungen in der Schwangerschaft an. Auch während der Stillzeit ist er erhöht.

ÄLTERE ERWACHSENE

Muskeln benötigen mehr Energie als Fettgewebe. Mit den Jahren nimmt die Muskelmasse ab, was zu einem niedrigeren BMR führt.

BRENNEND WICHTIG

Unter »Stoffwechsel« versteht man sämtliche chemischen Reaktionen und das damit verbundene Verbrennen von Kalorien in den Zellen des Körpers, um ihn am Leben zu halten. Der Energiebedarf für diese Prozesse, der sogenannte Grundumsatz (die BMR), wird von Faktoren wie Geschlecht, Körpergröße und -gewicht sowie Alter beeinflusst (siehe S. 12–13). Am höchsten ist die BMR im Verhältnis zum Körpergewicht bei der Geburt, da Babys und kleine Kinder einen besonders hohen Energiebedarf haben, um zu wachsen und sich zu entwickeln. Muskeln haben zudem immer einen höheren Umsatz als Fett und verbrennen mehr Kalorien. Da die Muskelmasse im Alter abnimmt, sinkt auch die BMR. Wer den Stoffwechsel ankurbeln will, sollte Muskeln durch Sport aufbauen.

ERNÄHRUNG IN DEN ERSTEN JAHREN

Bis zum Alter von 12 Monaten wachsen Babys schneller als in jeder anderen Lebensphase. In den ersten sechs Monaten sollte Milch (Muttermilch oder Säuglingsanfangsnahrung) die einzige Nahrungsquelle sein. Danach beginnen sich die Nährstoffspeicher des Babys (z. B. Eisen) zu leeren und es muss mit der Zufuhr anderer Nahrung begonnen werden (Beikost). Gegen Ende des ersten Lebensjahres kann zum Familienessen übergegangen werden. Die Einführung von fester Nahrung hilft, die Muskeln zu entwickeln, die für das Kauen und Sprechen benötigt werden. Hierbei ist es wichtig, Menge, Vielfalt und Festigkeit der Nahrung ganz allmählich zu steigern. Experten raten, solange zu stillen, wie es Mutter und Kind wünschen.

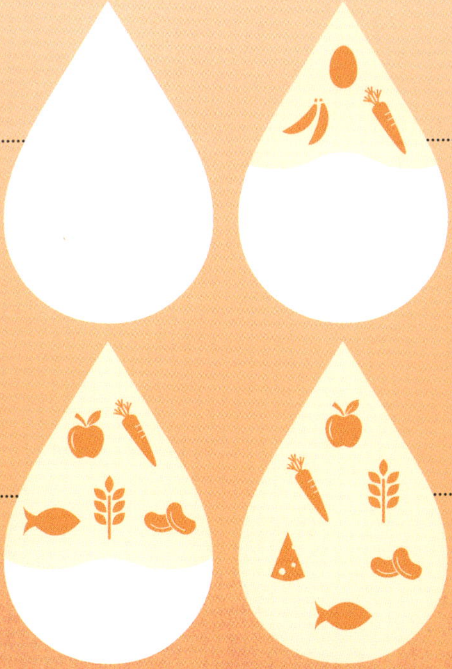

0–6 MONATE

Bis zum Alter von sechs Monaten versorgen Mutter- oder Flaschenmilch das Baby mit allem, was es an Nährstoffen und Flüssigkeit für Wachstum und Entwicklung braucht.

5–9 MONATE

Ab dem 5.–7. Monat sollten kleine Mengen Beikost eingeführt werden. Das Angebot sollte vielfältig sein und die Konsistenz nach und nach fester werden.

9–12 MONATE

In diesem Alter sollten Babys festere Nahrung und drei Mahlzeiten am Tag zu sich nehmen, mit einer großen Auswahl aus allen wichtigen Lebensmittelgruppen.

1–5 JAHRE

Kinder über 12 Monate sollten sehr vielfältig essen (siehe S. 62–63). Die Essgewohnheiten der ersten fünf Jahre halten sich oft ein Leben lang.

FRÜH ÜBT SICH ...

Wer sich von Beginn an gesunde Essgewohnheiten angewöhnt (siehe unten), um für seine Entwicklung und gesundes Knochenwachstum gerüstet zu sein, reduziert auch das Risiko gesundheitlicher Probleme im späteren Leben. Im Grundschulalter ist das Wachstum langsamer, aber stetig. Der Bedarf an Energie, Protein und Mikronährstoffen ist verglichen mit der Körpergroße relativ hoch und steigt mit dem Alter der Kinder. Protein ist wichtig für Wachstum, Erhalt und Reparaturen von Muskeln und Organen. Jetzt entwickeln sich Essgewohnheiten wie Snacken – daher sollten Zwischenmahlzeiten gesund und nährstoffreich sein (siehe S. 116).

Mindestens 3 Portionen Gemüse und 2 Portionen Obst pro Tag, wobei 1 Portion etwa einer Kinderhand entspricht.

Bis zu 4 Portionen am Tag, Getreideprodukte gehören zu fast jeder Mahlzeit. Am besten mindestens die Hälfte davon aus Vollkorn.

Essen und Getränke, die reich an Salz, gesättigten Fettsäuren und/oder freien Zuckern sind, auf ein Minimum beschränken.

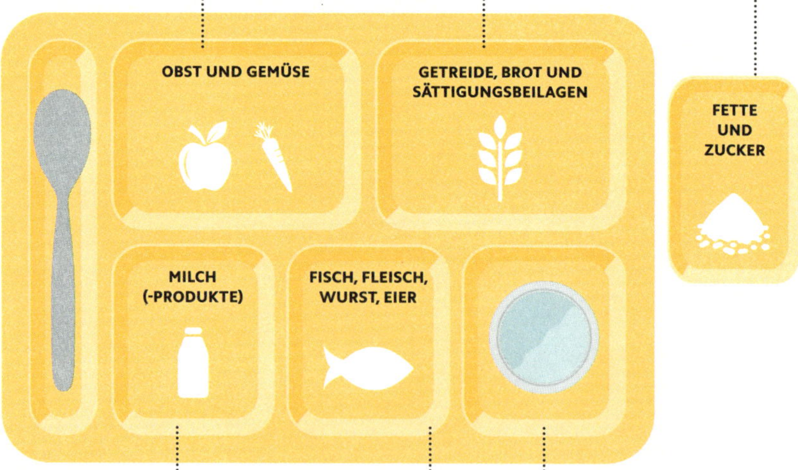

3 Portionen Milch und Milchprodukte (wie Joghurt, Kefir, Buttermilch, Quark und Käse).

Pro Woche max. 3 Portionen aus Fleisch oder Wurst, 2–3 Eier (inkl. Omeletts etc.), 1 Portion Seefisch.

750–1200 ml pro Tag, Wasser und ungesüßte Getränke sind die besten Durstlöscher.

ENTWICKLUNGSJAHRE

WICHTIGE NÄHRSTOFFE FÜR JUGENDLICHE

Eisen
Essenziell in allen Phasen raschen Wachstums (Quellen siehe S. 34), doch die Menstruation erhöht bei Mädchen den Bedarf deutlich.

Jod
Jodmangel kann das Wachstum verzögern und kognitive Funktionen beeinträchtigen (siehe S. 37). Wer weder Fisch noch Milch zu sich nimmt, sollte Nahrungsergänzungsmittel in Betracht ziehen.

Omega-3-Fettsäuren
Studien zeigen, dass Omega-3-Fettsäuren wichtig für die Hirnfunktionen sind. Hauptquellen sind fette Seefische, Walnüsse und Leinsamen sowie die Pflanzenöle daraus.

Kalzium
Milch- und/oder angereicherte Ersatzprodukte (siehe S. 31) sind unerlässlich für starke Knochen (siehe S. 108). Vegane Jugendliche sollten eventuell zu einem Nahrungsergänzungsmittel greifen.

Wachstumsschübe und Veränderungen in der Entwicklungsphase bei Jugendlichen erfordern eine höhere Zufuhr an Energie und Nährstoffen. Bei manchen Nährstoffen (z. B. Kalzium, Phosphor und Eisen) übersteigt der Bedarf sogar den von Erwachsenen. Mit zunehmender Unabhängigkeit der Jugendlichen haben Eltern oder Betreuer jedoch weniger Kontrolle über deren Nahrungsaufnahme. Auch der Druck, einem bestimmten Körperideal zu entsprechen, oder aber Interesse an Tierschutz und ökologische Aspekte können beeinflussen, was Teenager essen. Jugendliche nehmen oft zu wenige wichtige Nährstoffe zu sich (siehe oben), was sich negativ auf ihre Gesundheit und Entwicklung auswirken kann.

GUT ESSEN, GUT LEBEN

Eine gesunde, ausgewogene Ernährung (siehe S. 62–63) ist in jeder Lebensphase wichtig – das gilt genauso für Erwachsene. Jedoch stehen für sie oft Familie und Beruf im Vordergrund und gesundes Essen kommt dann manchmal zu kurz. Eine gesunde Ernährung sorgt dafür, dass unser Körper Alltag und Stress besser bewältigt, und schützt vor Herzerkrankungen, Übergewicht, Typ-2-Diabetes, Bluthochdruck und Verdauungsstörungen. Studien zufolge gelingt es vielen Erwachsenen nicht, die empfohlenen Mengen an Gemüse, Obst, Seefisch und den wichtigsten Vitaminen sowie Ballast- und Mineralstoffen (Vitamin A und D, Folsäure, Kalzium und Eisen) zu erreichen. Stattdessen konsumieren sie meist ein Zuviel an gesättigten Fettsäuren, Zucker und Salz.

VERMEIDEN

Alkoholkonsum kann sich negativ auf die Reifung der Eizellen und die Beweglichkeit der Spermien auswirken.

WENIGER

Manchen Studien zufolge kann zu hoher Koffeinkonsum die Fruchtbarkeit der Frau beeinträchtigen.

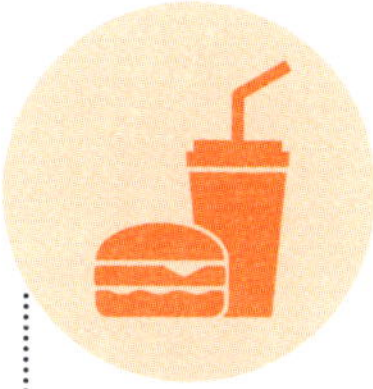

WENIGER

Nahrungsmittel, die industriell gefertigt und/oder reich an gesättigten Fettsäuren und Transfetten sind, werden mit Unfruchtbarkeit in Verbindung gebracht.

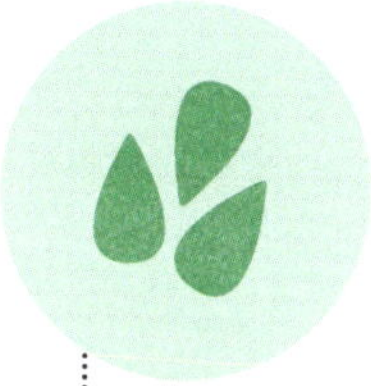

MEHR

Nahrung mit einfach gesättigten Fettsäuren können die Fruchtbarkeit der Frau steigern, während Omega-3-Fettsäuren die Spermienqualität verbessern können.

MEHR

Gemüse, Vollkornprodukte und Hülsenfrüchte enthalten viele wichtige Mikronährstoffe und Antioxidanzien, die die Fruchtbarkeit verbessern können.

ESSEN FÜR FRUCHTBARKEIT

Wenn beide Partner mindestens drei Monate lang gesund leben und sich bewusst ernähren, erhöht dass die Chancen einer Empfängnis. Eine gesunde Ernährung mit reichlich Gemüse, Obst, Vollkornprodukten, Pflanzenprotein und gesunden Fetten ist dabei entscheidend. Ein Mangel an Nährstoffen wie Vitamin D, Eisen, Zink und Selen kann dagegen die Fruchtbarkeit vermindern. Für Personen mit Kinderwunsch empfiehlt sich zudem ein Folsäure-Präparat, um das Risiko von Missbildungen zu mindern (siehe S. 24). Auch ein gesundes Gewicht spielt eine Rolle (siehe S. 134). Für den Eisprung ist ein bestimmtes Maß an Körperfett nötig, Unter- oder Übergewicht kann die Chancen einer Schwangerschaft negativ beeinflussen.

ESSEN FÜR ZWEI

VERMEIDEN

Rohe tierische Lebensmittel (Fleisch, Fisch, Meeresfrüchte, Eier)

TK-Ware und Sprossen auf über 70 °C erhitzen, Salat und Gemüse für Rohkost gründlich waschen

Rohmilch und nicht pasteurisierte Milchprodukte

Fisch mit hohem Quecksilbergehalt (z. B. Schwertfisch)

Alkohol, Niktoin

EINSCHRÄNKEN

Koffein (nicht mehr als 200 mg pro Tag – z. B. 2 Becher Filterkaffee oder 6 Tassen Schwarztee à ca. 220 ml)

Fetter Meeresfisch (nicht mehr als 2 Portionen pro Woche)

ESSEN/TRINKEN

Obst und Gemüse, vor allem Blattgemüse

Eisenhaltige Nahrung (z. B. mageres rotes Fleisch, Hülsenfrüchte, angereicherte Cerealien)

Ballaststoffreiche Nahrung (z. B. Bohnen, Vollkornprodukte, Gemüse, Obst)

Pasteurisierte Milchprodukte

Viel Wasser

Gesunde Ernährung in der Schwangerschaft ist für ein Baby der beste Start ins Leben. Der Bedarf der Schwangeren an Nährstoffen wie Kalzium und Eisen steigt in dieser Zeit, aber der Körper nimmt diese dann auch vermehrt auf. Der Kalorienbedarf nimmt jedoch nur leicht zu. Schwangere benötigen daher nährstoffreiche Lebensmittel (siehe S. 61). Hier variieren die Empfehlungen je nach Land. In Deutschland, Österreich und der Schweiz werden zusätzliche 250 kcal pro Tag im dritten Trimenon empfohlen. Idealerweise sollte vor der Empfängnis und in den ersten 12 Wochen der Schwangerschaft ein Folsäure-Präparat (400 µg täglich) eingenommen werden, dazu täglich 100–150 µg Jod während der gesamten Schwangerschaft. Manche Gynäkologen empfehlen auch Vitamin D, Veganer-/Vegetarier*innen müssen eventuell Omega-3-Fettsäuren und Vitamin B_{12} supplementieren.

STILLEN IST GESUND

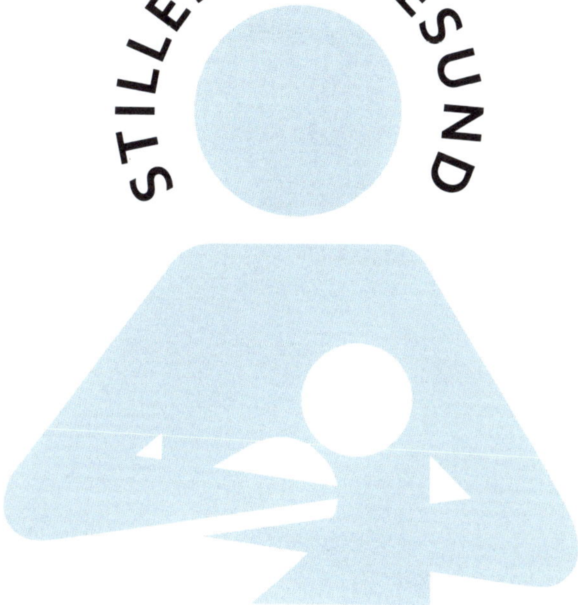

Sofern Stillen möglich ist, ist es für Mutter und Baby vorteilhaft. Muttermilch enthält alle Nährstoffe, die das Kind für Wachstum und Entwicklung benötigt. Es stärkt das Immunsystem des Kindes und schützt es vor Krankheiten (z.B. Infektionen und Allergien, aber auch Herzerkrankungen, Typ-2-Diabetes und Übergewicht im späteren Leben). Bei Frauen reduziert Stillen das Risiko von Brust- oder Eierstockkrebs, Übergewicht und Diabetes Typ 2. Wer stillt, hat einen erhöhten Bedarf an Flüssigkeit, Energie, Protein, vielen Vitaminen sowie Kalzium, Phosphor, Magnesium, Zink, Kupfer und Selen. Daher ist während der Stillzeit eine nährstoffreiche Ernährung besonders wichtig, die vor allem reich an Vollkorn- und Milchprodukten, proteinreichen Lebensmitteln sowie Fisch mit hohem Fettgehalt sein sollte.

WENIGER ALKOHOL UND KOFFEIN
Alkohol und Koffein können Symptome verstärken (z.B. Angstgefühle, Hitzewallungen, Schlafstörungen). Alkohol trägt außerdem zur Gewichtszunahme bei.

DAS HERZ SCHÜTZEN
Östrogen fördert die Bildung von »gutem« HDL-Cholesterin, das das Herz schützt (siehe S. 104). Nach der Menopause steigt das Risiko für Herzinfarkt. Eine fettbewusste Ernährung steuert dagegen.

REGELMÄSSIGE MAHLZEITEN
Starke Abfälle des Blutzuckerspiegels können Symptome der Wechseljahre wie Reizbarkeit, Müdigkeit, Konzentrationsmangel und Kopfschmerzen verschlimmern.

SOJA ESSEN
Sojabohnen und Produkte aus Soja enthalten Phytoöstrogene, die eine östrogenartige Wirkung haben und Hitzewallungen und Nachtschweiß mildern können. Es fehlen aber noch finale wissenschaftliche Beweise.

AUF DAS GEWICHT ACHTEN
Obwohl der Stoffwechsel sich in dieser Zeit nur minimal verändert, kann dies in Kombination mit Symptomen, welche die sportliche Aktivität und Essgewohnheiten beeinflussen, oft zu Gewichtszunahme führen.

KNOCHEN SCHÜTZEN
Der Rückgang an Östrogen verstärkt den Kalziumverlust in den Knochen. Hier helfen eine hohe Kalziumzufuhr, knochenfreundliche Nährstoffe (siehe S. 108) und regelmäßige Bewegung.

DEN WECHSEL BEWÄLTIGEN

Das Wissen um die richtige Ernährung kann Symptome lindern, die in der Perimenopause (die Phase, die die Menopause einleitet) und in der Menopause selbst auftreten können. Auch wenn nicht alle Frauen Beschwerden haben, erhöht die nachlassende Östrogenproduktion in dieser Zeit (etwa im Alter zwischen 45 und 55) das Risiko anderer Gesundheitsprobleme wie Herzerkrankungen, Osteoporose und Gewichtszunahme. Wer seinen Lebensstil ändert und z.B. regelmäßig Sport treibt sowie einige Ernährungstipps (siehe oben) beachtet, sorgt auch in dieser Lebensphase gut für sich.

FÜR SENIOREN

Die physiologischen und psychologischen Veränderungen im Alter können einen großen Einfluss auf die Gesundheit und die Erfordernisse an die Ernährung haben. Viele verspüren im Alter weniger Appetit. Der Bedarf an Energie sinkt, der an Nährstoffen jedoch nicht – eher im Gegenteil, weshalb nährstoffreiche Lebensmittel (siehe S. 60) noch wichtiger werden. Eine zu geringe Proteinzufuhr kann Muskelschwund begünstigen, was wiederum das Sturz-Risiko erhöht. Kalzium und Vitamin D schützen die Knochen, B-Vitamine die kognitiven Funktionen, Omega-3-Fettsäuren sorgen für ein gesundes Herz und Ballaststoffe bewahren das Verdauungssystem davor, allzu träge zu werden.

Mit den Jahren kann der Körper bestimmte Mikronährstoffe weniger gut verarbeiten.

GENUG TRINKEN
Wer genug trinkt, schützt sich vor Dehydrierung. Die ist gefährlich, da der Körper im Alter weniger sensibel auf Durstsignale reagiert. Pro Tag sind ca. 1,5 Liter empfehlenswert.

AUF DAS GEWICHT ACHTEN
Nährstoffreiche statt energiereicher Nahrung schützt vor größerer Gewichtszunahme, die im Alter oft mit dem natürlichen Verlust an Muskelmasse und der niedrigeren Stoffwechselrate einhergeht.

NÄHRSTOFFREICH ESSEN
Wer auf besonders nährstoffreiche Lebensmittel bei Mahlzeiten, Snacks und Getränken achtet, sorgt für ausreichende und gesunde Ernährung, wenn der Appetit nachlässt.

MUSKELABBAU VORBEUGEN
Dramatischer Verlust von Muskelmasse (Sarkopenie) erhöht Gebrechlichkeit, die die Beweglichkeit noch weiter einschränkt und oft von rapidem Gewichtsverlust begleitet wird.

VON KO BIS FU

GESUND

P F
S S

Ernährung wirkt sich auf jeden Teil unseres Körpers aus: von Augen und Zähnen über Haut und Herz bis hin zu Knochen und Gelenken. Den Mittelpunkt des Ganzen bildet die Darmflora, das Mikrobiom, die nicht nur für eine gesunde Verdauung sorgt, sondern auch mit anderen Bereichen des Körpers interagiert, wie etwa Immunsystem und Gehirn. Dieses Zusammenwirken zeigt, wie Nährstoffe, die einen Teil des Körpers versorgen, auch andere Bereiche beeinflussen. Es unterstreicht, welche Bedeutung eine nährstoffreiche Ernährung für den gesamten Körper hat.

NAHRUNG FÜR DAS GEHIRN

Das Gehirn ist abhängig von hochwertiger Ernährung (siehe unten) und bevorzugt Glukose als Nahrung, um den Energiehunger der Gehirnzellen zu stillen. In den Zellmembranen hat die Omega-3-Fettsäure DHA die wichtige Aufgabe, Informationen zwischen den Nervenzellen (Neuronen) des Gehirns und des Rückenmarks hin- und herzutransportieren. Jod, Eisen und Zink unterstützen alle kognitiven Funktionen (z.B. Gedächtnis, Aufmerksamkeit, Nachdenken, Argumentieren und Problemlösen). Da das Gehirn zu 80 Prozent aus Wasser besteht, müssen wir ausreichend trinken. Der Nährstoff Cholin (z.B. in Eiern, Milchprodukten, rotem Fleisch, Geflügel, Fisch, Bohnen, Nüssen und Blattgemüse) bildet den Neurotransmitter Acetylcholin, der Gehirn, Nervenfunktionen und das Gedächtnis unterstützt.

WICHTIGE NÄHRSTOFFE

DHA
Die Omega-3-Fettsäure unterstützt die normale Hirnfunktion. In fettem Seefisch enthalten.

Jod
Lebenslang wichtig für die kognitiven Fähigkeiten.
Quellen siehe S. 37.

Eisen
Stärkt die kognitiven Fähigkeiten.
Quellen siehe S. 34.

B-Vitamine
Fördern die kognitiven Fähigkeiten.
Quellen siehe S. 24–25.

WICHTIGE NÄHRSTOFFE

Protein
Unterstützt den Körper bei der Bildung von Keratin, das unser Haar kräftigt.
Quellen siehe S. 70–71.

Biotin (Vitamin B_7)
Spielt möglicherweise eine Rolle für gesundes Haarwachstum.
Quellen siehe S. 24–25.

Selen
Hält das Haar gesund, doch zu viel (durch Nahrungsergänzungsmittel) kann Haarausfall verursachen.
Quellen siehe S. 36.

Zink
Stärkt die Gesundheit des Haars, vor allem das Haarwachstum.
Quellen siehe S. 35.

WURZELN PFLEGEN

Schönes, kräftiges Haar spricht für eine gesunde Ernährung, da jedes Haarfollikel nur mit ausreichend Energie und Nährstoffen (siehe oben) die Haarwurzelzellen versorgen kann, die in ihm wachsen. Ist die Nährstoffzufuhr unzureichend – etwa infolge einer Erkrankung oder einer zu strengen Diät –, ist der Haarwuchs gestört, was nach etwa drei Monaten zu dünnerem Haar oder Haarausfall führen kann. Proteinreiche Lebensmittel ermöglichen es dem Körper, genügend Keratin zu bilden, das dem Haar Struktur und Elastizität verleiht. Keratinmangel macht das Haar brüchig und kraftlos. Auch eine Anämie (siehe S. 152) kann aufgrund des fehlenden Eisens Haarausfall verursachen.

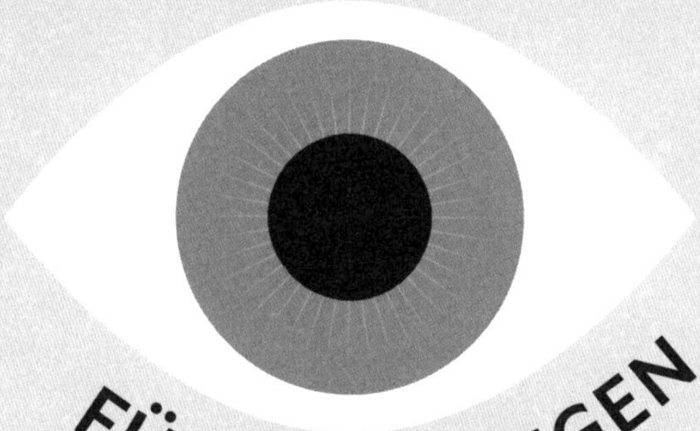

FÜR GUTE AUGEN

Ein Speiseplan mit den wichtigsten Nährstoffen für die Sehkraft (siehe unten) kann unsere Augen schützen und das Risiko für grauen Star oder altersabhängige Makuladegeneration (AMD) senken, die beide zu Sehbehinderungen führen. Vitamin A ist essenziell für das Sehen bei schwachem Licht. Die Antioxidanzien Lutein und Zeaxanthin sowie die Vitamine C und E können die Oxidation verhindern, die eine Eintrübung der Linsen und damit grauen Star verursachen. Auch Zink ist wichtig: Es kommt in hohen Konzentrationen im Auge vor und sorgt in Zusammenarbeit mit Vitamin A für gutes Sehen. Ein gesunder Blutzuckerspiegel (siehe S. 135) und niedrige Cholesterinwerte (siehe S. 136) schützen die Blutgefäße, die die Augen versorgen.

WICHTIGE NÄHRSTOFFE

Vitamin A
Verwandelt sich in ein Pigment in der Netzhaut, das die Nachtsicht verbessert. Quellen siehe S. 23.

Lutein und Zeaxanthin
Die starken Antioxidanzien schützen vor AMD und sind in grünen Blattgemüsen enthalten.

Vitamin C
Kann vor grauem Star schützen und seine Entwicklung verlangsamen. Quellen siehe S. 26.

DHA
Die Omega-3-Fettsäure trägt zur Entwicklung der Augen bei Babys bei und sorgt lebenslang für gutes Sehen. Enthalten in Seefisch.

MUNDGESUNDHEIT

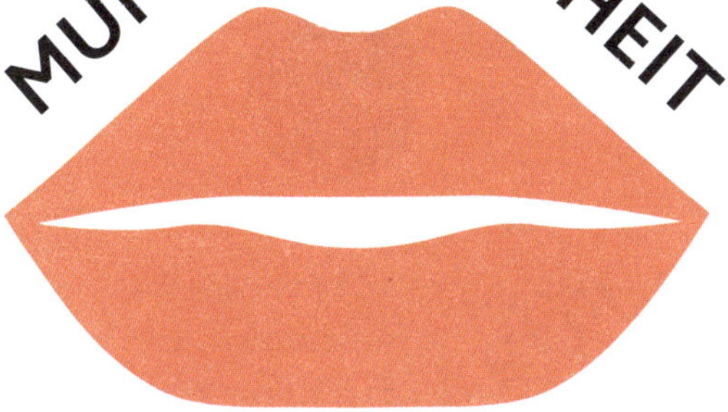

Ein gesunder Mund hat starke Zähne und ein straffes Zahnfleisch, woran eine gute Ernährung nicht unbeteiligt ist (siehe unten). Kalzium, Phosphor und Magnesium stärken Kiefer und Zähne und erhalten ihre Struktur, während Fluorid wichtig für den Schutz des Zahnschmelzes ist. Vitamin C sorgt für gesundes Bindegewebe und die Vitamine A, B_2, B_3 und B_7 halten die Mundschleimhaut feucht. Bei geschwächter Immunabwehr, etwa infolge von Stress oder Krankheiten, kann es zu Aphthen kommen. Sie können aber auch durch einen Mangel an Eisen oder Vitamin B_{12} entstehen. Zu hoher Zuckerkonsum ist eine der Hauptursachen für Karies (siehe S. 143).

WICHTIGE NÄHRSTOFFE

Kalzium und Phosphor
Stärken den Kieferknochen und verleihen Zähnen Struktur und Widerstandsfähigkeit. Quellen siehe S. 31–32.

Magnesium
Härtet den Zahnschmelz auf der Zahnoberfläche und schützt so vor Karies. Quellen siehe S. 33.

Vitamin C
Stärkt das Bindegewebe und schützt vor Zahnfleischentzündungen (Parodontitis). Quellen siehe S. 26.

Vitamin D
Unterstützt die Aufnahme von Kalzium und Phosphor aus der Nahrung. Quellen siehe S. 27.

EIN STARKES HERZ

Für ein gesundes Herz ist gute Ernährung unverzichtbar, denn die richtigen Nährstoffe (siehe unten) können dafür sorgen, dass Herz und Kreislauf optimal arbeiten und vor Erkrankung geschützt sind. Nitrathaltige Lebensmittel wie Rote Bete oder Spinat erzeugen das Gas Stickstoffmonoxid (NO) im Blut, das Blutgefäße entspannt, die Verteilung von Sauerstoff und Nährstoffen im Körper verbessert und blutdrucksenkend wirkt. Polyphenole (in vielen pflanzlichen Lebensmitteln) wirken ähnlich und sind außerdem antioxidativ wirksam. Gesättigte Fettsäuren und Transfette werden dagegen mit dem »schlechten« LDL-Cholesterin (siehe S. 136) in Verbindung gebracht und können zu Herzkrankheiten führen.

WICHTIGE NÄHRSTOFFE

Omega-3-Fettsäuren
Wirken entzündungshemmend, stärken Blutgefäße und regulieren Blutdruck und Herzfrequenz (sind in fettem Seefisch enthalten).

Magnesium
Unterstützt Muskelkontraktionen, die für einen regelmäßigen Herzschlag sorgen. Quellen siehe S. 33.

Vitamin C
Hilft bei der Bildung von Kollagen, das die Blutgefäße stärkt und gesund hält. Quellen siehe S. 26.

Kalium
Reguliert im Zusammenspiel mit Natrium den Blutdruck. Quellen siehe S. 30.

WICHTIGE NÄHRSTOFFE

Eisen
Bestandteil des Hämoglobins, das Sauerstoff im Körper transportiert.
Quellen siehe S. 34.

B-Vitamine
Die Vitamine B_2, B_6, B_9 und B_{12} sorgen für gesunde rote Blutkörperchen.
Quellen siehe S. 24–25.

Wasser
Da Blut zu 90 % aus Wasser besteht, verhindert ausreichendes Trinken einen Abfall der Blutmenge.

Vitamin C
Hilft dem Körper bei der Aufnahme von Eisen aus pflanzlicher Nahrung.
Quellen siehe S. 26.

NÄHRSTOFFTRANSPORT

Das Blut liefert den Zellen alle Nährstoffe, benötigt aber auch selbst Vitamine und Mineralstoffe, um effizient arbeiten zu können. Ohne wichtige Nährstoffe (siehe oben) bilden sich zu wenige rote Blutkörperchen, was zu Anämie führen kann (siehe S. 152). Ist das Blut unterversorgt, wird es dickflüssig und das Herz muss mehr arbeiten, um das Blut durch den Körper zu pumpen. Kalzium und Vitamin K sind wichtige Nährstoffe für die Blutgerinnung. Kupfer hilft beim Transport von Eisen im Körper, weshalb Kupfermangel ebenfalls Anämie verursachen kann.

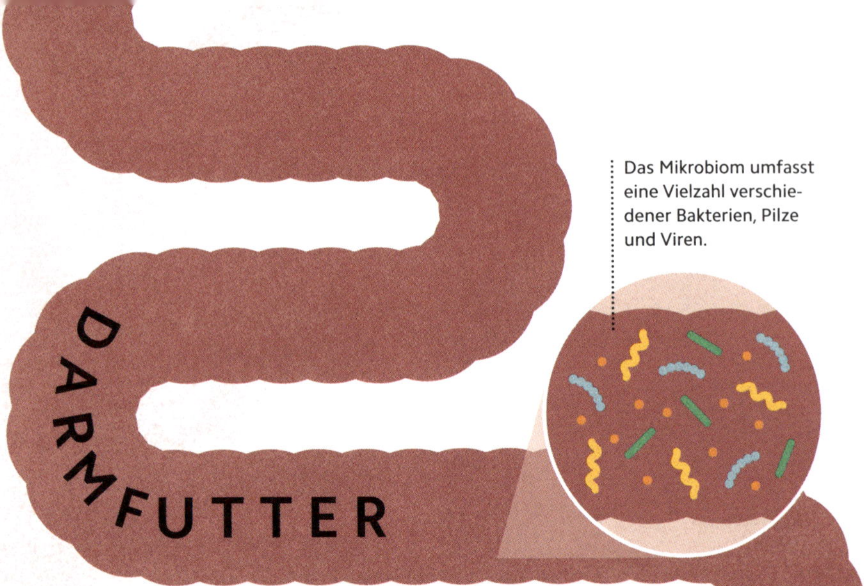

DARMFUTTER

In Dünn- und Dickdarm leben etwa 100 Billionen Mikroorganismen (auch intestinales Mikrobiom genannt, siehe S. 54–55). Studien legen nahe, dass ein gut ausbalanciertes Mikrobiom die Gesundheit stärkt. Eine vielseitige, ballaststoffreiche Ernährung ist gut für den Darm (siehe S. 20–21) und fördert die Balance zwischen »guten« und potenziell schädlichen Bakterien. Beim Abbau der Ballaststoffe durch Darmbakterien entstehen kurzkettige Fettsäuren. Präbiotische Ballaststoffe dienen »guten« Bakterien als Futter, während probiotische die Vielfalt im Darm steigern.

WICHTIGE NÄHRSTOFFE

Präbiotika
Unverdauliche Stoffe aus vielerlei pflanzlicher Nahrung nähren die »guten« Darmbakterien.

Probiotika
Milchsauer vergorene Lebensmittel (z. B. Sauerkraut, Joghurt, Miso) versorgen die Darmflora mit nützlichen Bakterien.

Polyphenole
Anthocyane in Beeren sowie Flavonoide in Äpfeln und Zwiebeln fördern »gute« Bakterien im Darm und stärken die Darmbarriere.

Wasser
Ausreichend Wasser sorgt dafür, dass sich der Nahrungsbrei zügig durch den Darm bewegt und verhindert Verstopfung.

WICHTIGE NÄHRSTOFFE

Vitamin C
Schützt das Immunsystem, indem es zellschädigende freie Radikale ausschaltet. Quellen siehe S. 26.

Vitamin D
Reduziert Entzündungsreaktionen und hilft, das Immunsystem zu regulieren. Quellen siehe S. 27.

Selen
Verstärkt die Abwehr von Infekten und bildet neue Immunzellen. Quellen siehe S. 36.

Zink
Bildet neue Immunzellen und unterstützt die Kommunikation zwischen diesen. Quellen siehe S. 35.

STARKE ABWEHR

Das Immunsystem ist ein komplexes Netzwerk aus Zellen, Gewebe und Organen. Es baut Gifte ab, schützt vor Krankheitserregern und bekämpft Zellveränderungen, die Krankheiten wie Krebs verursachen können. Eine vielseitige Ernährung, die reich an pflanzlichen Lebensmitteln ist, versorgt das Immunsystem mit allen wichtigen Nährstoffen (siehe oben), weiteren Vitaminen (A, B_6, B_9, B_{12}) und Mineralstoffen (Eisen und Kupfer). Die Nährstoffe bilden z. B. Immunzellen, unterstützen die Zellkommunikation und stärken die Abwehr bei Infekten. Studien zufolge könnte ein gesundes Mikrobiom der Schlüssel für ein starkes Immunsystem sein (siehe links).

STARKE KNOCHEN

Gesunde, starke Knochen brauchen gute Nahrung (siehe unten), ihr wichtigster Nährstoff ist dabei Kalzium. Die ersten 30 Jahre, insbesondere während des Wachstumsschubs im Teenageralter, sind entscheidend für den Knochenaufbau. Je mehr Kalzium in dieser Zeit in den Knochen eingelagert wird, desto besser sind sie später gegen Osteoporose geschützt (siehe S. 150). Während Vitamin D dem Körper hilft, das Kalzium aufzunehmen und zu verwerten, wird Vitamin C benötigt, um Kollagen zu bilden – ein für den Knochenaufbau essenzielles Protein. Eine sehr hohe Zufuhr an Vitamin A – etwa durch Nahrungsergänzungsmittel oder zu viel Leber oder Leberprodukte im Essen – schwächt dagegen die Knochen, da es ihre Mineralstoffdichte verringert.

WICHTIGE NÄHRSTOFFE

Kalzium
Gilt als essenziell für den Knochenaufbau.
Quellen siehe S. 31.

Vitamin D
Fördert die Aufnahme von Kalzium und sorgt so für gesundes Knochenwachstum.
Quellen siehe S. 27.

Vitamin K
Hilft bei Aufbau und Heilung von Knochen durch Aktivierung des Proteohormons Osteokalzin.
Quellen siehe S. 29.

Magnesium
Sorgt für Festigkeit und Stärke der Knochen.
Quellen siehe S. 33.

GUT FÜR DIE GELENKE

Die Gelenke sind Verbindungen zwischen zwei gegeneinander bewegliche Knochen. Zu jedem Gelenk gehören Sehnen (sie befestigen die Muskeln an den Knochen), Bänder (sie stabilisieren die Gelenke) und Knorpel (sie polstern die Knochenenden und dienen als Stoßdämpfer). Alle werden von bestimmten Nährstoffen (siehe rechts) unterstützt. Vitamin C, Mangan und Kupfer werden für die Bildung von Bindegewebe benötigt, ein unverzichtbarer Nährstoff in diesem Bereich. Da Gelenke zum Stütz- und Bewegungsapparat gehören, muss Ernährung auch für gesunde Knochen und Muskeln sorgen (siehe S. 108, 110).

WICHTIGE NÄHRSTOFFE

Vitamin C
Ist beteiligt an der Bildung von Kollagen für die Knorpel. Quellen siehe S. 26.

Mangan und Kupfer
Unterstützen die Bildung von starkem Bindegewebe. Quellen siehe S. 38–39.

Vitamin K
Hält zusammen mit Protein die Knorpelmasse geschmeidig. Quellen siehe S. 29

Omega-3-Fettsäuren
Wirken entzündungshemmend. Fetter Seefisch ist hierfür die beste Quelle.

MUSKELN STÄRKEN

Für Aufbau und Erhalt der Muskeln ebenso wie für weitere Aufgaben benötigt unser Körper hochwertiges Eiweiß, daher ist eine proteinreiche Ernährung wichtig. Kalzium, Magnesium und Kalium sorgen dafür, dass die Muskeln sich zusammenziehen und wieder entspannen können, während Vitamin D für die Muskelleistung zuständig ist. Ein Vitamin-D-Mangel kann zu Muskelschwäche und -schmerzen führen. Eine Proteinzufuhr, die an die jeweilige Sportart und Belastung angepasst ist, kann den Trainingsprozess sinnvoll unterstützen. Dabei sollte immer auch der Energiegehalt sowie der Anteil an Fett, Kohlenhydraten und Mikronährstoffen der als Proteinquelle verwendeten Lebensmittel berücksichtigt werden.

WICHTIGE NÄHRSTOFFE

Protein
Unverzichtbar für den Aufbau und Erhalt von Muskelmasse.
Quellen siehe S. 70–71.

Kalzium
Hilft bei der Übertragung von Nervenimpulsen, die Muskelkontraktionen auslösen.
Quellen siehe S. 31.

Magnesium
Wichtig für die Entspannung der Muskeln und zur Vermeidung von Krämpfen.
Quellen siehe S. 33.

Kalium
Wird für die Kontraktion der Muskeln und deren Funktion im Allgemeinen benötigt.
Quellen siehe S. 30.

Wenn der Körper Sonnenlicht ausgesetzt ist, kann er Vitamin D selbst bilden.

HAUTPFLEGE

Bestimmte Nährstoffe bilden die Grundlage für eine gesunde Haut, damit sie ihre Aufgabe als Schutzwall gegen Viren und Bakterien erfüllen kann. Die wichtigsten Nährstoffe (siehe unten) dienen nicht nur der Regeneration und dem Wiederaufbau von geschädigter Haut, sondern haben auch antioxidative Wirkung und schalten aggressive freie Radikale aus, die für vorzeitiges Altern verantwortlich sind. Hochwertige Fette sind ebenfalls gut für eine gesunde Haut – mehrfach ungesättigte Omega-3-Fettsäuren bremsen Entzündungen, während einfach ungesättige die Haut vor Alterung schützen. Zu hoher Zuckerkonsum hat negative Auswirkungen auf Elastin und Kollagen, essenzielle Proteine für Form, Struktur und Festigkeit.

WICHTIGE NÄHRSTOFFE

Vitamin A
Fördert Wachstum und Reparaturvorgänge der Haut. Quellen siehe S. 23.

Vitamin C
Stimuliert die Bildung von Kollagen, das der Haut Struktur verleiht. Quellen siehe S. 26.

Vitamin E
Unterstützt die Wundheilung und verhindert Narbenbildung. Quellen siehe S. 28.

Zink
Wirkt entzündungshemmend und trägt zur Wundheilung bei. Quellen siehe S. 35.

ESSMUS

UND **DI**

TER
ÄTEN

Was wir essen, wann, wie oft, wie viel und wie schnell ... all das macht unsere Essgewohnheiten aus. Sie werden von vielen Faktoren geformt wie Familie und Freunden, persönlichen Vorlieben und Überzeugungen, finanziellen und kulturellen Einflüssen. Essgewohnheiten etablieren sich früh im Leben, entwickeln sich aber mit den Jahren und unter veränderten Umständen. Auch die Geografie (Verfügbarkeit bestimmter Lebensmittel), ökologische Aspekte sowie die allgemeine Gesundheit bzw. mögliche Erkrankungen beeinflussen, was und wie wir essen.

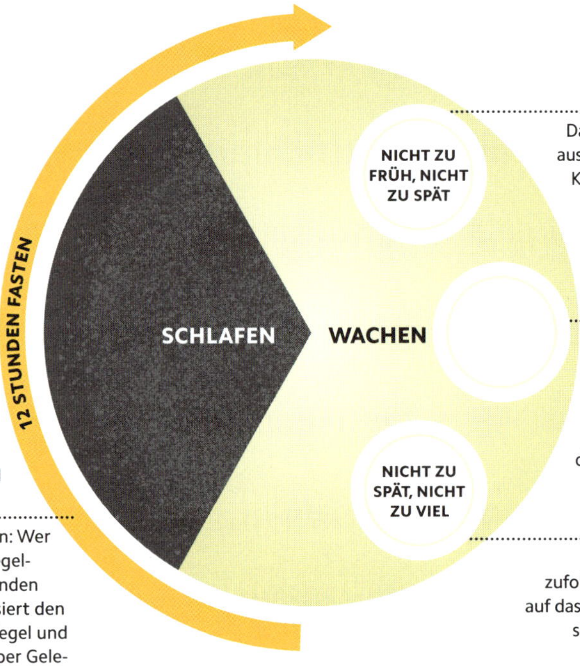

FRÜHSTÜCK

Dass ein Frühstück mit ausreichend Eiweiß und Kohlenhydraten lange satt hält, ist wissenschaftlich erwiesen.

MITTAGESSEN

Wer nur alle 4–5 Stunden isst, erlaubt dem Blutzuckerspiegel abzusinken, und vermeidet so Insulinspitzen.

LEICHTES ABENDESSEN

Neuesten Studien zufolge kann der Verzicht auf das Abendessen günstig sein, um das Risiko für Diabetes zu senken.

12 STUNDEN FASTEN

Studien zeigen: Wer über Nacht regelmäßig 12 Stunden fastet, stabilisiert den Blutzuckerspiegel und gibt dem Körper Gelegenheit, auszuruhen und zu regenerieren.

IM RHYTHMUS

Ernährungsmuster sind sehr unterschiedlich und von Faktoren wie Kultur, Gewohnheit, Lebensphase und Arbeitsrhythmus abhängig. Die meisten Menschen nehmen den größten Teil an Kalorien in einem Zwölf-Stunden-Zeitraum zwischen Aufwachen und Zubettgehen zu sich. Einigen Studien zufolge hängt die Zufuhr an Nährstoffen von den Essgewohnheiten ab. Wer z.B. das Frühstück auslässt, reduziert nachweislich die Aufnahme wichtiger Nährstoffe und isst meist tagsüber und abends mehr Kohlenhydrate – beides ungünstige Faktoren für die Gesundheit. Dass Zwischenmahlzeiten (siehe S. 116) und Dauer-Snacken sich ungünstig auf das Gewicht auswirken, ist unstrittig. Für kleine Kinder, ältere Menschen oder Personen mit wenig Appetit können häufige, kleine Portionen zwar von Vorteil sein. Snacks liefern aber oft meist viel Fett, Zucker und/oder Salz und nicht den Nährwert richtiger Mahlzeiten.

EIN TEUFELSKREIS

Das Auslassen von Mahlzeiten kann sich negativ auswirken – sowohl langfristig auf die Gesundheit als auch auf mentale Fitness und körperliche Leistungsfähigkeit. Laut einer großen US-Studie mit Erwachsenen über 40 sind die Gefahr für Herzerkrankungen und das Sterblichkeitsrisiko erhöht, wenn man nur eine Mahlzeit pro Tag isst. Eine andere Studie zeigt, dass junge Menschen, die das Frühstück überspringen, eher an Stress oder Übergewicht leiden als jene, die frühstücken. Glukose ist die Hauptenergiequelle für das Gehirn. Wenn der Blutzucker also sinkt, steigt das Verlangen nach fetten oder zuckerhaltigen Speisen als schnelle Energiespender. So etablieren sich leicht ungesunde Essgewohnheiten.

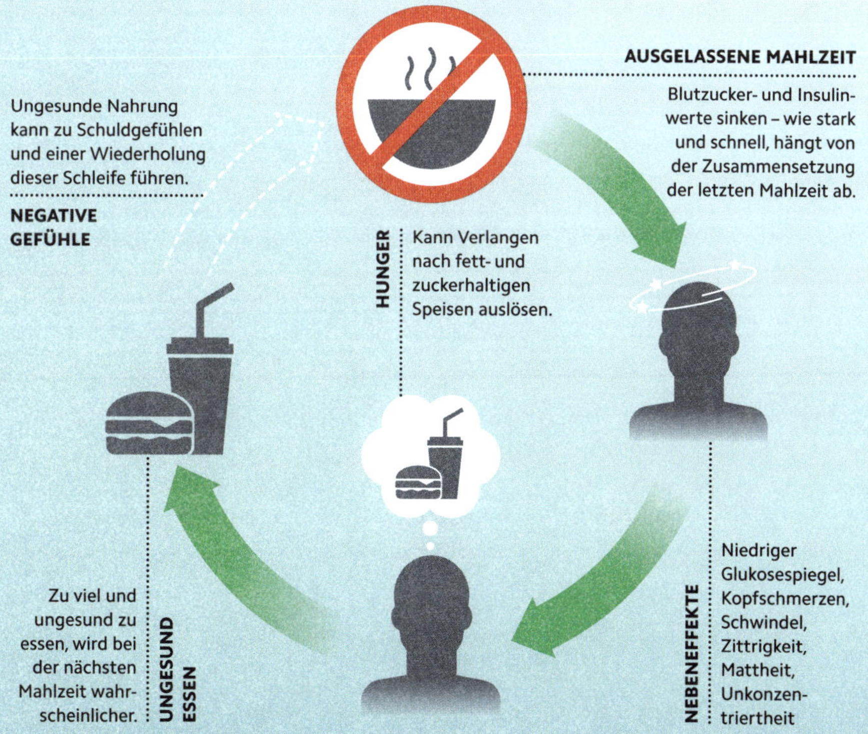

EIN SCHNELLER IMBISS

Eine Zwischenmahlzeit kann einen nützlichen Beitrag zur täglichen Nährstoffaufnahme leisten. Sie kann den Abfall des Blutzuckerspiegels verhindern, für einen Energieschub sorgen und dazu beitragen, den Hunger in Schach zu halten. Letzteres senkt das Risiko, bei der nächsten Mahlzeit zu viel zu essen. Personen mit wenig Appetit sorgen so für ein ausreichende Nährstoffzufuhr. Viele Snacks sind jedoch hochverarbeitete Produkte und reich an Kalorien, gesättigten Fettsäuren, Zucker und Salz. Ein Zuviel davon kann zu Übergewicht, Karies und anderen Problemen führen. Gesunde Snacks (siehe unten) versorgen uns mit wichtigen Nährstoffen wie Protein , Vitaminen, Mineral- und Ballaststoffen. Wer abnehmen will, sollte auf Snacks besser verzichten.

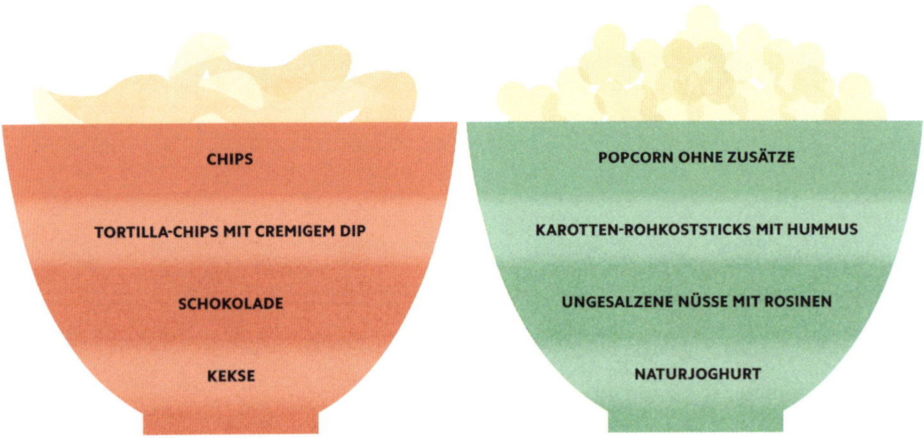

Die gesunde Wahl
Wer für ausreichend Vorrat an Lebensmitteln in der grünen statt in der roten Schale sorgt, hat jederzeit einen gesunden Snack zur Hand – auch unterwegs.

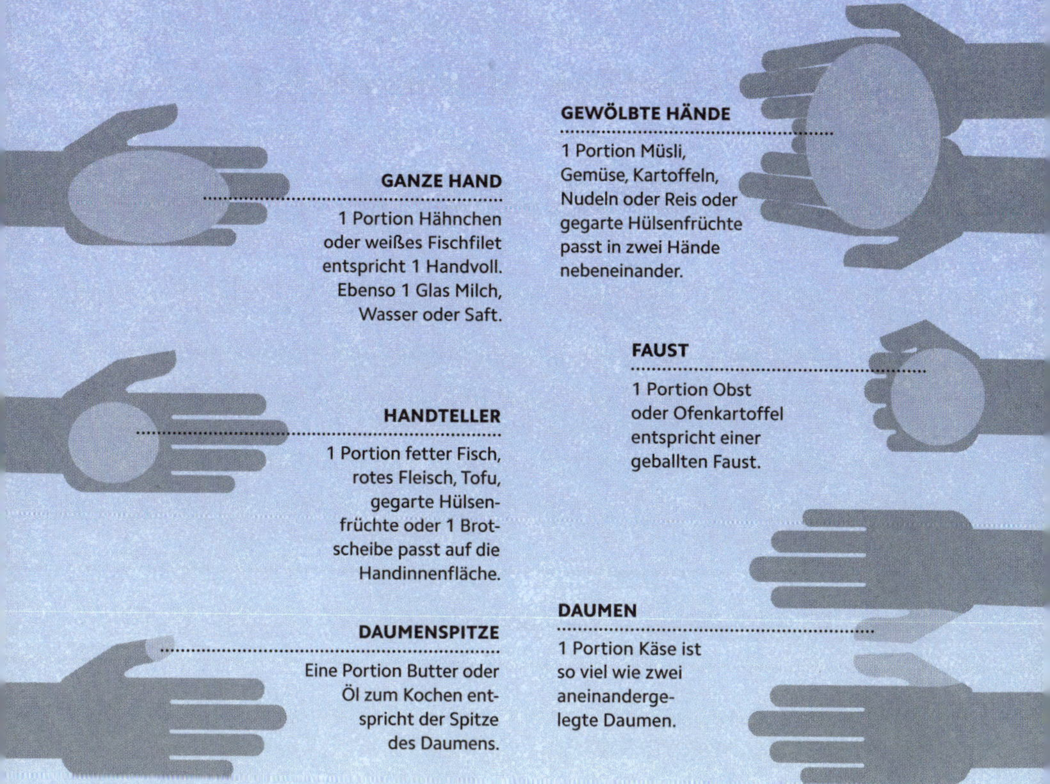
GEWÖLBTE HÄNDE
1 Portion Müsli, Gemüse, Kartoffeln, Nudeln oder Reis oder gegarte Hülsenfrüchte passt in zwei Hände nebeneinander.
GANZE HAND
1 Portion Hähnchen oder weißes Fischfilet entspricht 1 Handvoll. Ebenso 1 Glas Milch, Wasser oder Saft.
FAUST
1 Portion Obst oder Ofenkartoffel entspricht einer geballten Faust.
HANDTELLER
1 Portion fetter Fisch, rotes Fleisch, Tofu, gegarte Hülsenfrüchte oder 1 Brotscheibe passt auf die Handinnenfläche.
DAUMEN
1 Portion Käse ist so viel wie zwei aneinandergelegte Daumen.
DAUMENSPITZE
Eine Portion Butter oder Öl zum Kochen entspricht der Spitze des Daumens.

DIE EIGENE HAND ALS MASS

Die richtige Portionsgröße ist der Schlüssel zu ausgewogener Ernährung (siehe S. 134). Welche Portion angemessen ist, hängt von Faktoren wie Alter, Geschlecht und Bewegung ab. Die eigene Hand bietet hierfür ein einfaches Maß (siehe oben). Diese Methode funktioniert, weil kleinere Personen und Kinder oft kleinere Portionen benötigen und in der Regel kleinere Hände haben. Man sollte sich von seinem Appetit leiten lassen, aber möglichst 5 Portionen Obst und Gemüse essen, 3–4 Portionen stärkehaltige, ballaststoffreiche Nahrungsmittel, 2–3 Portionen Milch- oder Alternativprodukte (siehe S. 68–69) und 2 Portionen proteinreiche Lebensmittel.

ESSEN OHNE HUNGER

Menschen essen nicht nur, weil sie Hunger haben. Essen hat oft mehr mit Gewohnheiten oder emotionalen Bedürfnissen zu tun als damit, dem Körper die notwendigen Nährstoffe zuzuführen. Dies kann zu einer übermäßig energiereichen Ernährung führen und damit zu Gewichtszunahme. Essen dient oft dazu, sich zu belohnen, etwas zu feiern oder Gefühle wie Langeweile, Einsamkeit, Angst oder Kummer zu bekämpfen. Auch bestimmte Personen, Orte oder Situationen können den Wunsch zu essen auslösen. Ein Ernährungstagebuch, das Essen und Stimmungen festhält, kann helfen, solche Trigger zu identifizieren (siehe unten) und Strategien zu entwickeln, diese Impulse zu erkennen und das Essen ohne Hunger zu minimieren.

AUSLÖSER IDENTIFIZIEREN

Emotionen
Der Wunsch nach Essen kann durch jede Art von Emotion ausgelöst werden. Um emotionales Essen zu vermeiden, hilft Ablenkung, bis das Verlangen vorübergeht – etwa Freunde anrufen oder Musik hören.

Orte
An manchen Orten gehört Snacken einfach dazu (etwa am Arbeitsplatz). Zuckerreiche Naschereien gegen gesündere Alternative (z.B. Gemüse-Rohkost oder Mandeln) zu ersetzen, ist eine gute Lösung.

Personen
Sich gesund zu ernähren oder die richtige Portionsgröße einzuhalten kann schwierig sein, wenn jemand anderes das Essen zubereitet. Es hilft, der Person die persönlichen Grenzen mitzuteilen.

Anlässe
Essen und geselliges Beisammensein gehen oft Hand in Hand – insbesondere mit Alkohol (siehe S. 80). Eine kleine gesunde Mahlzeit vorher kann verhindern, dass man ausgehungert ankommt.

INNEHALTEN

AUF DEN KÖRPER HÖREN

Lernen, darauf zu achten, wann man satt ist

LANGSAM ESSEN, GUT KAUEN

Es dauert etwa 20 Minuten, bis der Magen dem Gehirn signalisiert, dass er voll ist.

ACHTSAM ESSEN

Am Tisch essen, sich ganz darauf konzentrieren und jeden Bissen bewusst wahrnehmen

KEIN MULTITASKING

Ablenkung durch Fernsehen, Computer oder Smartphone vermeiden

MIT ALLEN SINNEN

Farbe, Geschmack, Konsistenz und Geruch des Essens bewusst wahrnehmen

Achtsam zu essen bedeutet, ganz im Moment und sich mit allen Sinnen bewusst zu sein, was man gerade isst oder trinkt. Studien zeigen, dass achtsames Essen die Verdauung verbessert, den Appetit reguliert und für eine gesündere Beziehung zu Nahrung sorgt. Achtsames Essen zielt nicht auf Gewichtsabnahme ab, obwohl beides oft Hand in Hand geht. Denn wer bewusster und langsamer isst, gibt seinem Körper Zeit festzustellen, dass er satt ist.

DAS ETIKETT

Die Informationen auf verpackten Lebensmitteln sind in der EU rechtlich vorgeschrieben. Folgende sieben Nährwerte bezogen auf 100 g bzw. 100 ml müssen als Tabelle (!) auf dem Etikett stehen: Energiegehalt, Gehalte an Fett und gesättigten Fettsäuren, Kohlenhydraten, Zucker, Protein und Salz. Ergänzt werden kann, wie viel Prozent der täglich empfohlenen Zufuhr man mit einer Portion erreicht. Zudem ist bei verpackter Nahrung die Kennzeichnung von 14 definierten Allergenen (z. B. Eier, Soja, Senf) verpflichtend. So können Allergiker sehen, ob sie ein Produkt gefahrlos konsumieren können.

	NIEDRIG	HOCH
FETT INSGESAMT	≤3 g/100 g	≥17,5 g/100 g
GESÄTTIGTE FETTSÄUREN	≤1,5 g/100 g	≥5 g/100 g
ZUCKER INSGESAMT	≤5 g/100 g	≥22,5 g/100 g
SALZ (NATRIUM)	≤0,3 g/100 g (≤0,1 g/100 g)	≥1,5 g/100 g (≥0,6 g/100 g)

Empfohlene Richtwerte

Die Packungsangaben zeigen oft Wertungen zu den wichtigsten Nährstoffen an, die im Produkt enthalten sind (siehe oben). In Deutschland und einigen anderen EU-Ländern gibt das freiwillige System Nutri-Score mithilfe einer Ampel-Farbskala Auskunft über gesunde und ungesunde Inhaltsstoffe.

VIELFALT AUS VIELEN GRÜNDEN

Das Wort »Diät« bedeutet Lebens- oder Ernährungsweise und wird heute meist mit Gewichtsabnahme gleichgesetzt. Es gibt aber die unterschiedlichsten Ernährungsweisen aus den verschiedensten Gründen. Der Begriff kann sich genauso auf spezielle Ernährung aus gesundheitlichen Gründen beziehen, etwa eine glutenfreie Ernährung oder Schonkost bei Diabetes oder anderen Erkrankungen. Welche Ernährungsweise man wählt, hängt aber auch von persönlichen Vorlieben, Überzeugungen oder der jeweiligen Herkunft ab.

ERNÄHRUNG
Erhält Gesundheit und sorgt für Wohlbefinden

GEOGRAFIE
Z. B. japanische, mediterrane oder nordische Kost (siehe S. 122–123)

ÜBERZEUGUNGEN
Kulturelle oder ethische Überzeugungen

GESUNDHEIT
Aus medizinischen Gründen oder zur Verbeugung von gesundheitlichen Problemen

GEWICHTSKONTROLLE
Ein gesundes Gewicht erreichen oder halten

DIE GESÜNDESTEN ESSGEWOHNHEITEN

Die traditionellen Essgewohnheiten in Japan, den Mittelmeerländern und Skandinavien werden mit einem langen Leben und guter Gesundheit im hohen Alter in Verbindung gebracht – Japan hat die höchste Lebenserwartung weltweit. In allen drei Regionen gibt es ein niedrigeres Risiko für Herz-Kreislauf-Erkrankungen, Demenz und andere chronische Erkrankungen, die oft im Alter auftreten. Während die jeweiligen Lebensweisen eine Rolle spielen und sich die bevorzugten Lebensmittel sehr unterscheiden, wird in den Küchen dieser drei Regionen Wert auf saisonale Lebensmittel, Vollwertkost, Fisch und Meeresfrüchte, Obst und Gemüse gelegt und es stehen nur kleine Mengen an Fleisch und Milchprodukten auf dem Speiseplan.

Japan

In Japan leben die meisten über Hundertjährigen (vor allem auf der Insel Okinawa).

HÄUFIG VERWENDET	SELTEN VERWENDET	ESSGEWOHNHEITEN
Fisch und Meeresfrüchte, besonders Lachs, Thunfisch und Makrele Spinat und Grünkohl Pilze Sojaprodukte Fermentierte Nahrung Seetang Reis und Nudeln	Fleisch – nur kleine Mengen an Schwein und Geflügel werden verzehrt. Milchprodukte Butter Industriell verarbeitete Nahrungsmittel mit hohem Fett- und Zuckergehalt	Kleine Portionen Es wird darauf Wert gelegt, langsam zu essen und jeden Bissen zu genießen. Saisonale und regionale Lebensmittel werden bevorzugt. Auf Okinawa wird vor den Mahlzeiten gern das Mantra »*hara hachi bu*« (»den Magen nur zu 80% füllen«) gesprochen.

Mittelmeerländer

Die *eine* Mittelmeerküche existiert nicht, aber in Ländern wie Italien, Griechenland und der Türkei gibt es Gemeinsamkeiten.

HÄUFIG VERWENDET	SELTEN VERWENDET	ESSGEWOHNHEITEN
Saisonales und regionales Obst und Gemüse Vollkornprodukte Bohnen und Hülsenfrüchte Fetter Seefisch und Krustentiere Nüsse und Samen Frische Kräuter Knoblauch Olivenöl	Rotes Fleisch Butter Industriell verarbeitete Nahrungsmittel mit hohem Fett- und Zuckergehalt	In der Regel wird zu Hause frisch gekocht. Familien nehmen die Mahlzeiten gemeinsam ein. Kleine Mahlzeiten unterwegs zu essen ist unüblich.

Nordische Länder

Studien zufolge hängt die hohe Lebenserwartung der Menschen in Ländern wie Schweden, Finnland, Norwegen und Dänemark mit ihrer Ernährung zusammen.

HÄUFIG VERWENDET	SELTEN VERWENDET	ESSGEWOHNHEITEN
Vollkornprodukte (vor allem aus Roggen, Hafer und Gerste) Obst (insbesondere Beeren) und Gemüse (viel Wurzelgemüse) Nüsse Fette Seefische wie Hering, Makrele und Lachs Rapsöl	Rotes Fleisch – nur kleinere Mengen an Wild werden verzehrt Industriell verarbeitete Nahrungsmittel mit hohem Fett- und Zuckergehalt	Familien nehmen oft die Mahlzeiten gemeinsam ein. Zwischenmahlzeiten unterwegs zu essen ist unüblich. Es werden saisonale und regionale sowie ökologisch angebaute Lebensmittel bevorzugt.

Grünere Zukunft

Eine Studie der Universität Oxford (GB) aus dem Jahr 2016 schätzt, dass es den Kampf gegen Klimawandel und die Vermeidung vorzeitiger Todesfälle bis 2050 enorm voranbrächte, wenn weniger Fleisch und mehr Gemüse gegessen würde. Die Wirkung einer Umstellung zu rein vegetarischer Ernährung wäre noch deutlich höher, zu veganer Ernährung am höchsten.

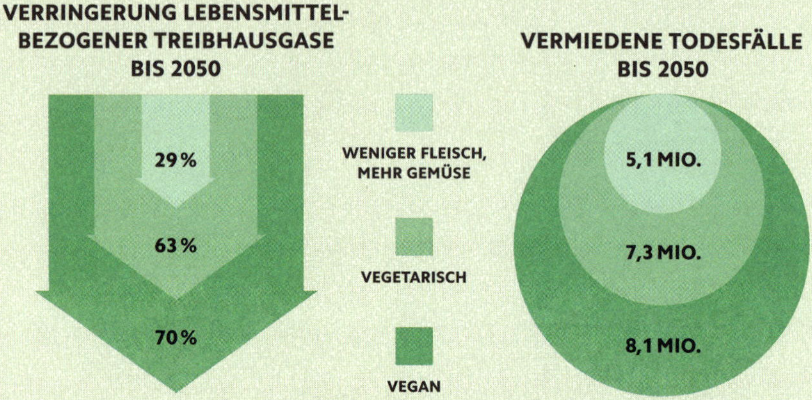

ÖKOLOGISCHER LEBEN

Der gegenwärtige Trend hin zu pflanzenbasierter Ernährung beruht auf der wachsenden Erkenntnis, dass es für unsere Gesundheit und die des Planeten von großem Vorteil ist, wenn wir mehr pflanzliche und weniger tierische Nahrungsmittel (v.a. rotes Fleisch) verzehren. Wie die Oxford-Studie (siehe oben) hat 2019 auch eine Studie der Harvard School of Public Health (Boston, USA) mit über 81 000 Teilnehmern herausgefunden, dass Personen, die viel Fleisch essen, die niedrigste Lebenserwartung haben. Zudem schadet die Tierzucht für den Fleischkonsum der Erde, da sie zu Abholzung und Emissionen von Treibhausgasen beiträgt (siehe rechts). Vegane und vegetarische Speisepläne sind am nachhaltigsten und können, sollten sie sich allgemein durchsetzen, den nahrungsmittelbedingten Ausstoß von Treibhausgasen deutlich senken.

FÜR DEN PLANETEN ESSEN

Ernährung wirkt sich genauso auf die Gesundheit des Einzelnen wie auf die der Erde aus. Die Lebensmittelproduktion erzeugt 30 Prozent der Treibhausgase und benötigt 70 Prozent des Trinkwassers. Die Agrarindustrie holzt Wälder ab, verschlechtert die Qualität von Böden und Wasser und schadet der Biodiversität. Nachhaltig zu essen (siehe unten) heißt, Lebensmittel zu wählen, die möglichst geringe Folgen für unseren Planeten und seine Ressourcen haben. Dazu gehört, dass man sich über die Herkunft der Nahrung, aber auch über Einkaufs- und Kochgewohnheiten Gedanken macht, um unnötigen Müll zu vermeiden. Denn Bakterien zersetzen diesen auf der Deponie und erzeugen dabei das Treibhausgas Methan.

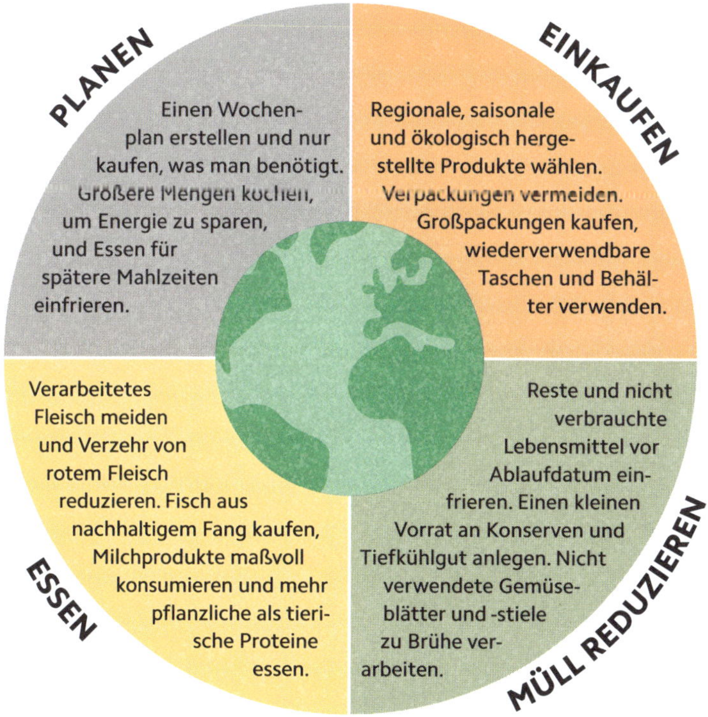

PFLANZLICHE NAHRUNGSMITTEL

WICHTIGE NÄHRSTOFFE	GEMÜSE	ANGEREICHERTE CEREALIEN	SOJA UND MYKOPROTEIN	HÜLSENFRÜCHTE	NÜSSE UND SAMEN
PROTEIN			Alle	Alle	Alle
OMEGA-3-FETTSÄUREN					Walnüsse, Chia-, Hanf- und Leinsamen
KALZIUM	Blattgemüse	Manche (Zutatenliste prüfen!)	Soja	Alle	Sesamsamen, Mandeln, Para- und Haselnüsse
EISEN	Blattgemüse	Alle	Tofu	Alle	Alle
ZINK			Mykoprotein	Alle	Alle
SELEN	Pilze			Kichererbsen	Paranüsse
JOD	Algen				
VITAMIN D	UV-behandelte Pilze	Manche (Zutatenliste prüfen!)			
VITAMIN B_{12}		Alle			

PFLANZLICHER SPEISEPLAN

Eine pflanzenbasierte Ernährung bietet nachweislich viele gesundheitliche Vorteile (siehe S. 124). Sie erfordert aber einiges an Wissen und Planung, um sicherzustellen, dass man alle für Gesundheit und Wohlbefinden benötigten Nährstoffe bekommt. Das gilt vor allem für Kinder mit ihrem hohen Energiebedarf während des Wachstums und für alle, die spezielle Nährstoffbedürfnisse haben wie z. B. schwangere oder stillende Frauen. Nährstoffe wie Vitamin B_{12} oder Jod lassen sich über eine rein pflanzenbasierte Nahrung kaum ausreichend aufnehmen. In diesen Fällen ist die Einnahme von Nahrungsergänzungsmitteln (siehe S. 83) nach Rücksprache mit einem Arzt oder einer Ärztin empfehlenswert.

WER ISST WAS?

Es gibt verschiedene pflanzenbasierte Ernährungsformen (siehe unten), aber Obst und Gemüse ist allen gemeinsam. Flexitarier*innen schließen keine Nahrungsmittelgruppe aus, essen aber weniger Fleisch und mehr Pflanzliches. Pescetarier*innen essen alles außer Fleisch. Ovo-Lacto-Vegetarier*innen verzichten auf Fleisch und Fisch. Ovo-Vegetarier*innen lehnen Fleisch, Fisch und Milchprodukte ab, Veganer*innen alle tierischen Produkte (inklusive Honig und Leder). Die Wahl der pflanzenbasierten Ernährung hängt von Faktoren wie gesundheitlichen Gründen oder dem Wunsch ab, etwas für das Tierwohl oder gegen den Klimawandel zu tun.

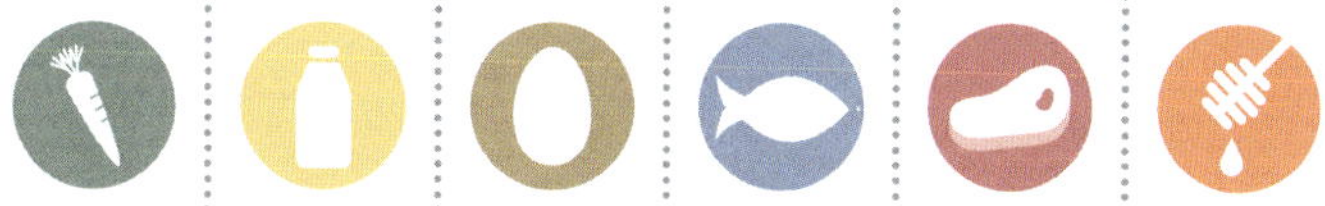

FLEXITARIER*INNEN	✓	✓	✓	✓	✓	✓
PESCETARIER*INNEN	✓	✓	✓	✓		✓
OVO-LACTO-VEGETARIER*INNEN	✓	✓	✓			✓
OVO-VEGETARIER*INNEN	✓		✓			✓
VEGANER*INNEN	✓					

ABNEHMEN

Wer abnehmen möchte, hat die Qual der Diät-Wahl. Eine Maßnahme ist im Idealfall auf die persönlichen Vorlieben abgestimmt. Dabei sollten drei Dinge beachtet werden: Ist die Diät erfolgreich? Ist sie gesund? Und kann sie längere Zeit durchgehalten werden? Alle Diäten sollen ein Kaloriendefizit erzeugen. Dann muss der Körper die Fettreserven nutzen, in denen er Energie speichert. So kann er an Gewicht verlieren (siehe S. 12–13). Hier sind acht Diäten im Vergleich:

	WORUM GEHT ES?	FUNKTIONIERT ES?
KALORIENZÄHLEN	Die Kalorien aller Speisen und Getränke werden gezählt, um sicherzustellen, dass die Person die täglich erlaubte Kalorienzahl nicht überschreitet.	Diese Methode kann erfolgreich sein, insbesondere in Kombination mit Sport. Allerdings ist Kalorienzählen auf die Dauer sehr aufwändig.
LOW CARB/HIGH PROTEIN	Die tägliche Zufuhr an Kohlenhydraten ist begrenzt. Eiweißreiche Nahrungsmittel dürfen unbegrenzt verzehrt werden. Sie sättigen länger, da sie langsamer verdaut werden.	Für eine kurze Zeit ja, langfristig nimmt man bei geringer Kohlenhydratmenge oft zu wenig Ballaststoffe auf. Proteinreiche Nahrung kann viel gesättigte Fettsäuren enthalten.
DIÄTCLUBS (Z.B. WEIGHT WATCHERS)	Diätclubs empfehlen in aller Regel kalorienreduzierte Ernährungspläne, die auf speziell entwickelten Punktesystemen beruhen und den Verzehr bestimmter Lebensmittel einschränken.	Der Zusammenhalt in der Gruppe kann länger motivieren, allerdings ist Wiegen in der Gruppe nicht jedermanns Sache und eine Mitgliedschaft kann teuer sein.
KETOGENE DIÄT	Diese extrem kohlenhydratarme, fettreiche Diät bringt den Körper dazu, Fett aufzuspalten. Dabei bilden sich Ketone, die dann dem Körper Energie liefern.	Diese Diät sorgt für kurzfristige Gewichtsabnahme, aber die sehr geringe Zufuhr an Kohlenhydraten (20–50 g täglich) kann auf lange Sicht zu chronischen Erkrankungen führen.

> **Diät in Verbindung mit Sport ist am effektivsten – denn Muskeln verbrennen auch im Ruhezustand viel mehr Energie als Fettgewebe.**

	WORUM GEHT ES?	FUNKTIONIERT ES?
LOW-FAT-DIÄT	Jedes einzelne Gramm Fett hat eine doppelt so hohe Energiedichte wie Protein oder Kohlenhydrate, sodass eine fettreduzierte Diät die allgemeine Kalorienaufnahme verringert.	Diese Diäten können sehr effektiv sein, weil sie die Kalorienzufuhr begrenzen. Aber viele Menschen finden es schwer, sie längere Zeit durchzuhalten.
INTERVALL-FASTEN	Bei der 5:2-Diät darf man an zwei Tagen pro Woche nur etwa 600 kcal zu sich nehmen. Bei der 16:8-Methode isst man jeden Tag nur innerhalb eines 8-Stunden-Intervalls.	Einige Studien haben gezeigt, dass diese Diäten sicher und gesund sind, man benötigt jedoch ein hohes Maß an Disziplin. Im Essintervall darf nicht zu viel gegessen werden.
PALEO-DIÄT	Diese an die Ernährung in der Steinzeit angelehnte Diät erlaubt Fleisch, Fisch, Nüsse, Samen, Obst und Gemüse, schließt aber alle verarbeitete Nahrung aus.	Eine wirksame Diät, vermutlich weil einige Nahrungsmittelgruppen mit hoher Energiedichte ausgespart sind. Sie kann aber zu bestimmten Mangelerscheinungen führen.
FORMULA-DIÄTEN	Speziell hergestellte Diät-Shakes, Fertiggerichte und Riegel ersetzen normale Mahlzeiten und Snacks. Einige Ernährungspläne erlauben eine normale, kalorienbegrenzte Mahlzeit täglich.	Über eine begrenzte Zeit hilft dies, Kalorien zu reduzieren. Allerdings sind diese Diäten eintönig und schwierig bei Mahlzeiten, die mit der Familie oder auswärts eingenommen werden.

DIÄTETIK

Manche Krankheiten machen eine spezielle Ernährungsweise erforderlich (siehe unten). So sollen bestimmte Symptome bekämpft oder auch bestimmte Nahrungsmittel oder Getränke, die die Gesundheit gefährden, reduziert oder vollständig gemieden werden. In jedem Fall ist es wichtig, sich mit einem qualifizierten Ernährungsberater oder vergleichbaren Experten abzustimmen, um sicherzugehen, dass die Diät passend und ihr Nährstoffgehalt ausgewogen ist.

ERNÄHRUNGSFORM	MEDIZINISCHE GRÜNDE
Energiereduzierte oder kalorienreduzierte Ernährung	Gewichtsabnahme für Übergewichtige (siehe S. 134)
Ausschluss- oder Eliminationsdiäten (z. B. glutenfrei, laktosefrei oder ohne Milchprodukte)	Zur Behandlung von Zöliakie (siehe S. 146) oder Lebensmittelallergien (siehe S. 148)
Energiereiche oder proteinreiche Ernährung	Zur Behandlung bei besonderen Nährstoffbedürfnissen – etwa nach Verbrennungen oder nach einer Operation
Diäten mit wenig Protein, Natrium, Kalium oder Phosphor	Zur Behandlung von Nieren- oder Lebererkrankungen
Kalorienreduzierte oder Low-Carb-Diäten	Zur Regulierung des Blutzuckers bei Prädiabetes oder Typ-2-Diabetes (siehe S. 135) oder insulinpflichtigen Patienten
Ernährung mit besonderer Konsistenz, z. B. weiche Speisen oder Sondennahrung	Zur Verwendung bei Schluckstörungen (Dysphagie) oder Entzündungen im Mund
Ballaststoffreiche oder -arme Ernährung sowie FODMAP-arme Diäten (siehe S. 147)	Zur Behandlung von Verdauungsstörungen, Unverträglichkeiten sowie Reizdarmsyndrom (siehe S. 147)
Diäten zur Senkung des Cholesterinspiegels	Zur Reduzierung der Risikofaktoren, die zu Herz-Kreislauf-Erkrankungen führen können
DASH-Diät (DASH: Diätetischer Ansatz zum Stopp von Hochdruck)	Zur Senkung von Bluthochdruck (Hypertonie) (siehe S. 137)

ZU SCHÖN, UM WAHR ZU SEIN?

Eine Diät ist vermutlich nur eine Modemasche, wenn mindestens einer der folgenden Punkte auf sie zutrifft:

- ✓ Sie verspricht unrealistisch schnelles Abnehmen – langsam und stetig ist die beste Art, Gewicht zu verlieren und nicht wieder zuzunehmen.
- ✓ Sie verteufelt bestimmte Nahrungsmittel – wenn keine gesundheitlichen Gründe vorliegen (siehe links), gibt es kein Lebensmittel, auf das man ganz verzichten muss.
- ✓ Sie verspricht ein Wunder-Food – es gibt keine Lebensmittel oder Getränke, die Gewicht wegzaubern.
- ✓ Sie bietet eine rasche Lösung an – Produkte, die Gewichtsreduktion ohne Diät oder Änderung des Lebensstils anpreisen, sollte man meiden.
- ✓ Sie verweist auf Erfahrungsberichte und Fallbeispiele, kann aber keine wissenschaftlichen Studien liefern.
- ✓ Sie enthält Web-Links zu Nahrungsergänzungsmitteln oder anderen Produkten – besondere Vorsicht ist bei Diäten geboten, die teure Produkte unterstützen.

Unzählige Diätversprechen bieten Tipps und Tricks zum Abnehmen. Manche basieren auf wissenschaftlichen Ergebnissen, andere – sogenannte Mode-Diäten – möchten lediglich ein Produkt bewerben oder einen Trend zu Geld machen. Viele versprechen schnelle Effekte, führen aber zu Nährstoffdefiziten. Oft sind sie auch schwer durchzuhalten – rasch verlorene Pfunde sind im Nu wieder drauf. Das kann zu einem ungesunden Teufelskreis, dem Jo-Jo-Effekt, führen. Der einzige Weg, Gewicht zu verlieren und nicht wieder zuzunehmen, ist eine dauerhafte Umstellung von Lebensstil und Ernährung.

NAHRUN
UND
KRANKH

G

E I T

Gesunde Ernährung kann schützen – vor Herzerkrankungen, Typ-2-Diabetes, Karies, Übergewicht, vielen Krebsarten und anderen Gesundheitsproblemen. Mit den richtigen Nahrungsmitteln kann man zu hohe Cholesterinwerte oder Verstopfung bekämpfen, aber auch alltägliche Probleme wie Verdauungsstörungen, Magenverstimmung oder Sodbrennen beheben oder lindern. Bei manchen Erkrankungen (z.B. Anämie) sollte man den Rat von Spezialisten einholen. Wo immer Nahrung der Auslöser für gesundheitliche Probleme ist (z.B. Zöliakie oder Lebensmittelallergien), ist eine Umstellung der Ernährung der Schlüssel zu einer erfolgreichen Behandlung.

ZU VIEL DEPOTFETT

Wer regelmäßig mehr Energie aufnimmt, als er verbraucht (siehe S. 12–13), entwickelt Übergewicht oder Adipositas. Ein zu hohes Gewicht kann eine Vielzahl chronischer Erkrankungen auslösen (z. B. Typ-2-Diabetes oder Schlaganfall). Der Body-Mass-Index (BMI) zeigt an, ob das Körpergewicht in einem gesunden Verhältnis zur Körpergröße steht. Allerdings ist nicht das Gewicht selbst, sondern die Fettverteilung der entscheidende Faktor bei Gesundheitsrisiken (siehe unten). Studien zeigen, dass eine nachhaltige, langfristige Gewichtsabnahme eine Doppelstrategie erfordert: eine energiereduzierte Ernährung und regelmäßige körperliche Bewegung. Weil die Gründe für Übergewicht und Fettleibigkeit ebenso kompex wie individuell sind, sollte man immer den Rat eines qualifizierten Ernährungsexperten einholen.

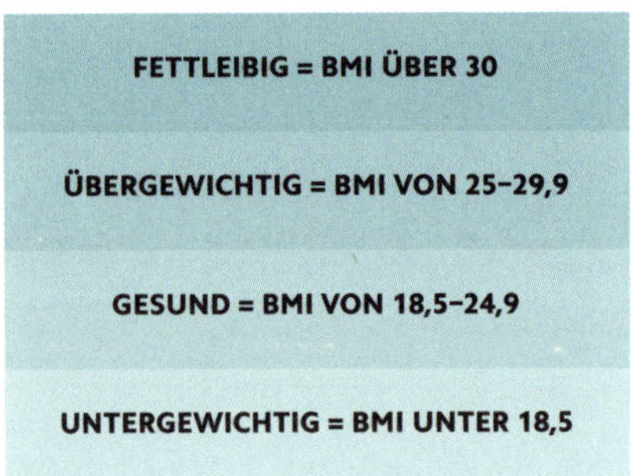

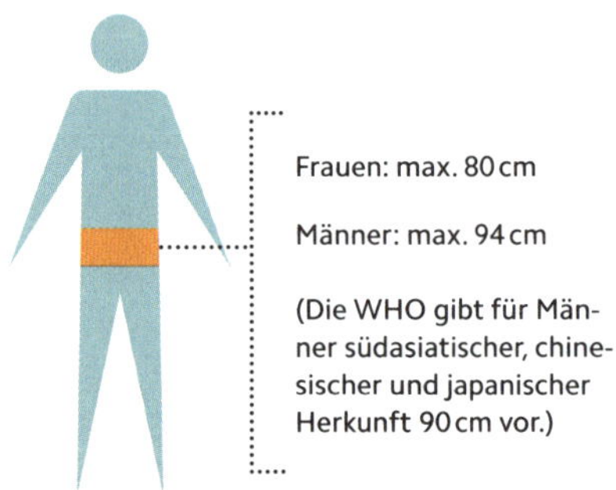

BMI
Der BMI misst das Gewicht, nicht die Körperzusammensetzung, und ist daher für einige Personen ein ungenaues Maß. So haben Sportler mit viel Muskelmasse oft einen hohen BMI, obwohl ihr Körperfettanteil sehr niedrig ist.

Bauch- bzw. Taillenumfang
Das empfohlene Maß des Taillen- oder Bauchumfangs variiert nach Geschlecht und Ethnizität (siehe oben). Kommen oberhalb dieser Maximalwerte noch Beschwerden wie Bluthochdruck, Prädiabetes oder Arthrose dazu, sollte das Bauchfett unbedingt reduziert werden.

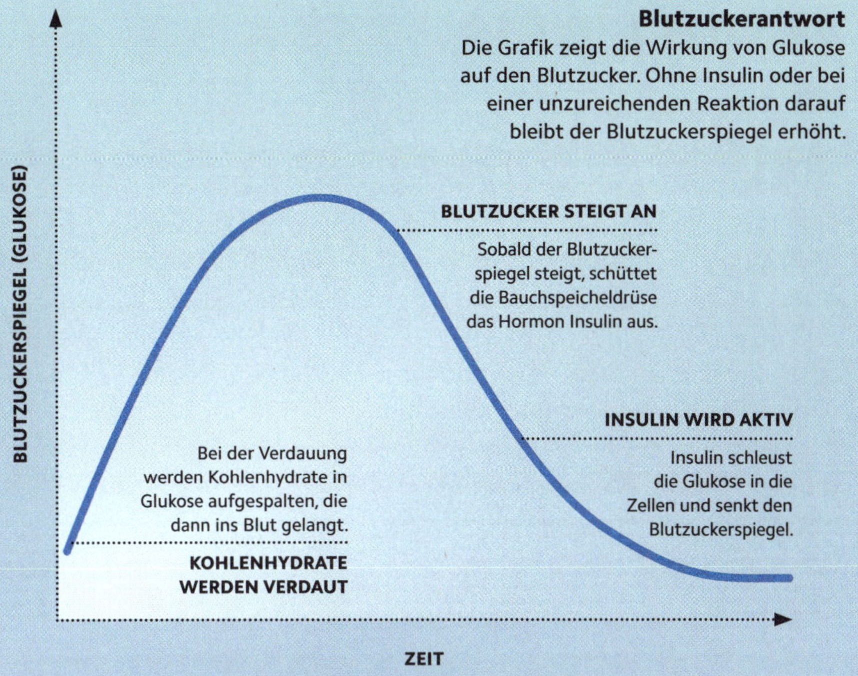

SCHLÜSSELHORMON INSULIN

Diabetes ist eine Erkrankung, die auf einem dauerhaft erhöhten Blutzuckerspiegel beruht. Wird er nicht oder schlecht behandelt, kann es zu ernsten Schädigungen von Herz, Augen, Nieren, Gehirn und Nerven kommen. Weltweit leidet einer von zehn Erwachsenen an Diabetes. Bei Typ-1-Diabetes (Autoimmunerkrankung) produziert die Bauchspeicheldrüse kein Insulin, weshalb Insulin gespritzt werden muss. Bei Typ-2-Diabetes bildet der Körper nicht genügend Insulin oder reagiert nicht mehr darauf (Insulinresistenz), sodass der Blutzucker ständig erhöht ist (Hyperglykämie). 90 Prozent aller Diabetiker leiden an Typ 2, dem man mit Gewichtsreduktion und zuckerarmer Ernährung vorbeugen kann.

CHOLESTERIN SENKEN

Eine sogenannte fettmodifizierte Ernährung kann helfen, dauerhaft hohe Cholesterinwerte zu senken. Im ersten Schritt sollten die für das »schlechte« (LDL-) Cholesterin verantwortlichen gesättigten Fettsäuren (in Butter, Käse, Sahne, Fleisch und Wurst) reduziert werden. Transfette in Fast Food und Fertiggerichten sind ebenfalls ungünstig. Empfohlen werden stattdessen Lebensmittel mit einem geringen Fettgehalt, aber reichlich Omega-3-Fettsäuren. Ballaststoffreiche Lebensmittel wie Haferflocken (Beta-Glucan!), Hülsenfrüchte, Mandeln, Gemüse und Vollkornprodukte erhöhen die Konzentration an »gutem« (HDL-) Cholesterin, das LDL-Cholesterin aus den Zellen transportiert (siehe unten). Lebensmittel, die reich an Antioxidanzien sind (z.B. Obst und Gemüse), hemmen die Oxidation von LDL, was zu Entzündungen der Gefäßwände führen und damit Arterien verhärten kann (Arteriosklerose).

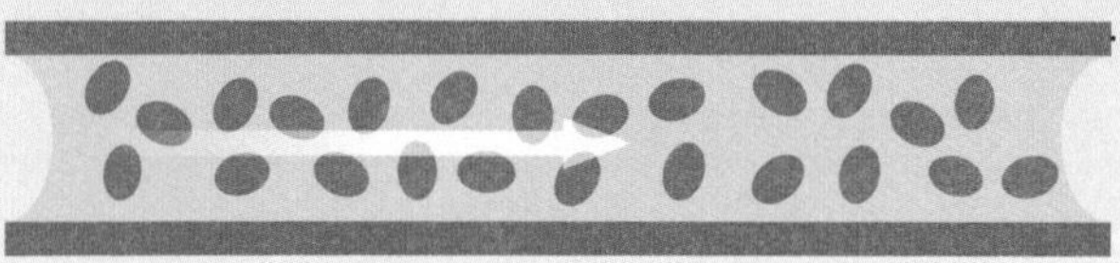

GESUNDE ARTERIE

In einem Blutgefäß ohne Cholesterinablagerungen kann das Blut ungehindert fließen.

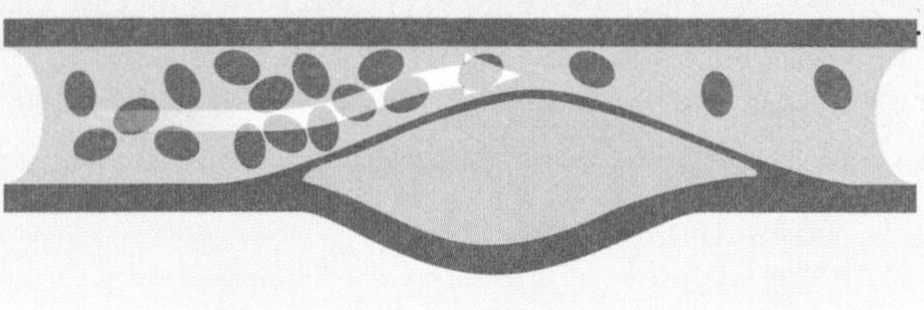

PLAQUEBILDUNG

Gesättigte Fettsäuren sammeln sich und bilden Fettablagerungen, sogenannte Plaques, die die Arterien verengen und verhärten.

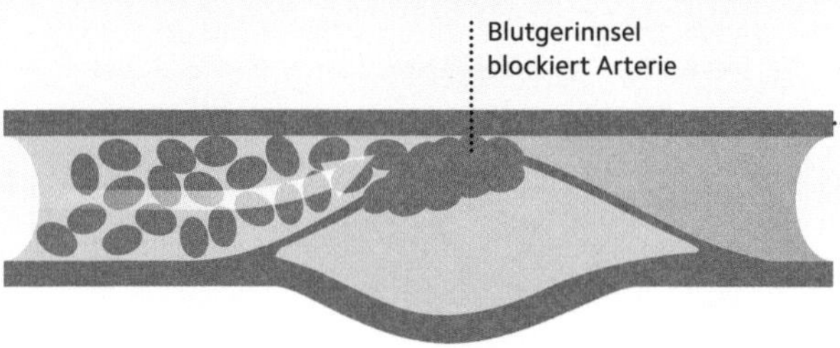

BLUTGERINNSEL

Wenn fetthaltige Plaques aufplatzen, können sich Blutgerinnsel bilden, die die Arterie blockieren und so einen Herzinfarkt verursachen können.

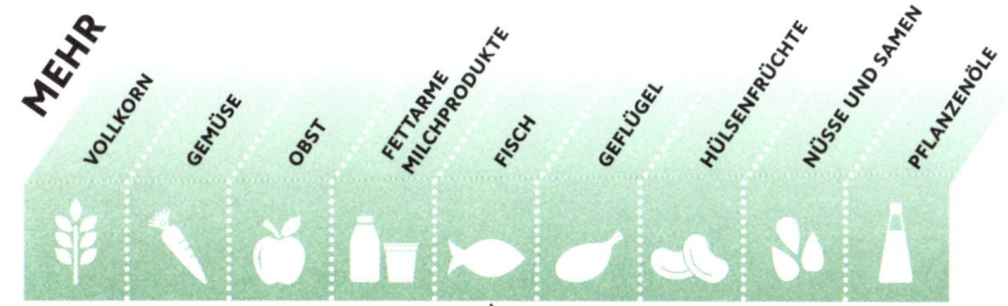

Omega-3-Fettsäuren verbessern den Blutdruck, man sollte also 2 Portionen Fisch (1 davon Fettfisch) pro Woche essen.

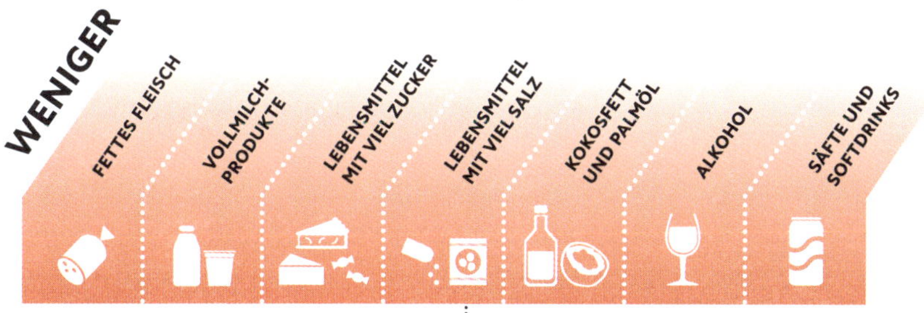
WENIGER
FETTES FLEISCH
VOLLMILCH-PRODUKTE
LEBENSMITTEL MIT VIEL ZUCKER
LEBENSMITTEL MIT VIEL SALZ
KOKOSFETT UND PALMÖL
ALKOHOL
SÄFTE UND SOFTDRINKS

Die DASH-Diät
Die DASH-Diät (siehe S. 130) empfiehlt, die Ernährung im Kampf gegen Bluthochdruck zu modifizieren.

Ein Blick auf das Etikett lohnt: Nahrungsmittel mit 1,5 g Salz/100 g oder 1,8 g Salz pro Portion enthalten zu viel Salz.

BLUTDRUCK SENKEN

Hypertonie (Bluthochdruck) verursacht dauerhaft zu hohen Druck in den Blutgefäßen. Sie wird auch als »stiller Killer« bezeichnet, weil sie oft ohne spürbare Beschwerden verläuft, aber das Risiko von Herz-Kreislauf-Erkrankungen klar erhöht. Eine hohe Aufnahme von Natrium – dem Hauptbestandteil von Salz – gilt als Risikofaktor (siehe S. 75). Daher besteht die erste Maßnahme in der Behandlung darin, auf stark salziges Essen zu verzichten. Weitere Risikofaktoren sind Übergewicht (siehe S. 134) und zu hoher Alkoholkonsum (siehe S. 80).

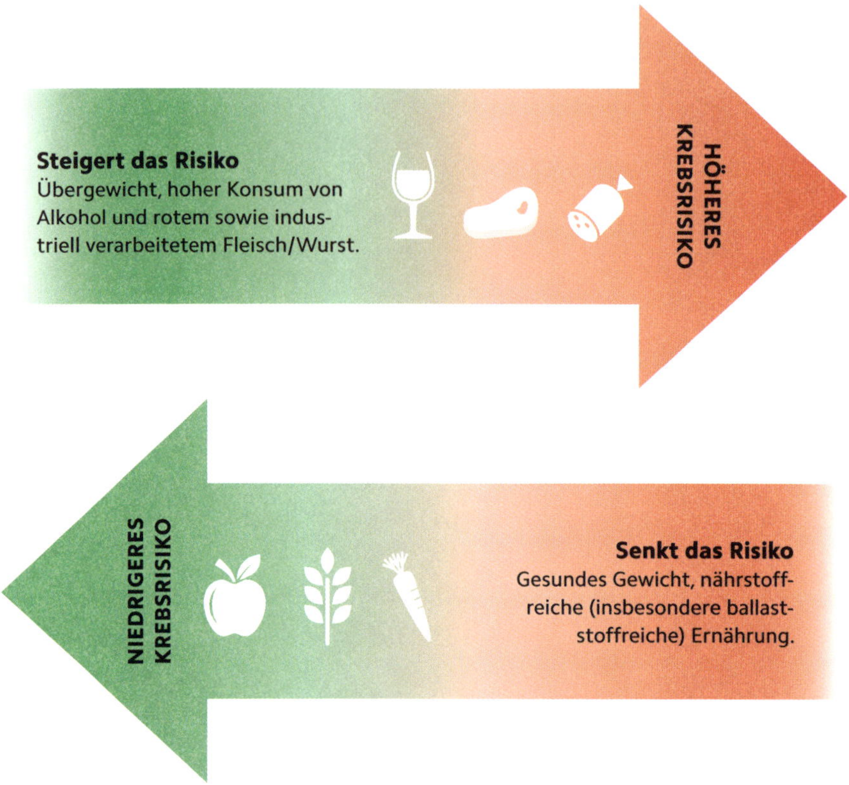

KREBSRISIKO SENKEN

Es gibt nicht *die* Diät, *das* Lebensmittel oder *den* Nährstoff, mit denen sich Krebs verhindern oder heilen lässt. Doch insgesamt können eine gesunde Ernährung und ein gesundes Gewicht davor schützen. Übergewicht ist nach Rauchen die Hauptursache für Krebs und wird mit 13 Krebsarten in Verbindung gebracht. Den größten Schutz bieten Ballaststoffe und Antioxidanzien in nährstoffreicher pflanzlicher Nahrung (mit geringem Fett-, Zucker- und Salzgehalt). Es ist wissenschaftlich nicht belegt, dass spezielle Diäten Krebs heilen können. In der Regel werden dabei nährstoffreiche Lebensmittel eingeschränkt, was sich als eher schädlich als heilsam erweisen kann.

URSACHEN

Verschiedene Faktoren können eine Mangelernährung verursachen. Sie betrifft nicht nur untergewichtige, sondern auch übergewichtige Personen.

- KRANKHEIT ODER INFEKT
- DEPRESSION ODER PSYCHISCHE KRANKHEIT
- KÖRPERLICHE ODER GEISTIGE BEHINDERUNG
- APPETITMANGEL
- KAU- ODER SCHLUCKBESCHWERDEN
- ARMUT
- VERÄNDERTER GERUCHS- ODER GESCHMACKSSINN

UNTERERNÄHRUNG

Eine Mangelernährung liegt vor, wenn der Körper über nicht genug Energie und/oder Nährstoffe verfügt, um zu funktionieren. Am häufigsten leiden ältere Menschen oder untergewichtige Personen daran, es können aber auch physische und psychologische Faktoren vorliegen. Mangelernährung mindert den Schutz vor Krankheit, hemmt die Wundheilung und Fruchtbarkeit, verursacht Mangelerscheinungen (z. B. Anämie), stört das Wachstum und sorgt für Verlust an Muskelmasse und Kraft. Um die Ursachen einer Mangelernährung festzustellen und sie wirksam zu behandeln, sollte immer auch ein Ernährungsmediziner konsultiert werden.

MASSNAHMEN

Wichtige Schritte sind Diagnose und Behandlung, begleitet von sozialer Betreuung, wo nötig, und einer entsprechenden nährstoffreichen Ernährung.

- ÄRZTLICHE BEHANDLUNG
- PSYCHOLOGISCHE UNTERSTÜTZUNG
- BETREUUNG DURCH SOZIALE DIENSTE (FALLS NÖTIG)
- NÄHRSTOFFREICHE, AUSGEWOGENE ERNÄHRUNG
- ENERGIEREICHE LEBENSMITTEL
- HÄUFIGE, KLEINE MAHLZEITEN

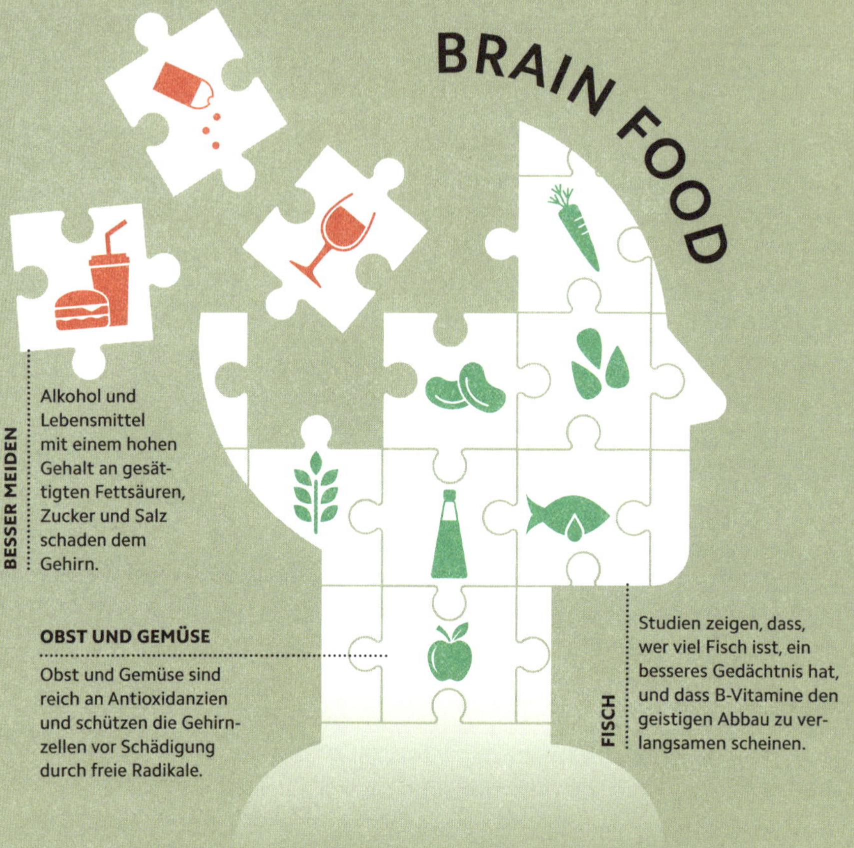

Demenz bezeichnet eine Reihe von Symptomen, die aufgrund einer das Gehirn schädigenden Erkrankung auftreten (z.B. Alzheimer oder gefäßbedingte Demenz). Es besteht ein enger Zusammenhang zu Herzerkrankungen – beide haben ähnliche Risikofaktoren wie hohe Cholesterinwerte und Bluthochdruck. Zur Vorbeugung einer Demenz verbindet die sogenannte MIND-Diät eine herzgesunde mediterrane Kost (siehe S. 122–123) mit der blutdrucksenkenden DASH-Diät (siehe S. 130). Diese Kostform enthält wenig gesättigte Fettsäuren, Zucker und Salz, dafür reichlich Fisch, Meeresfrüchte und pflanzliche Lebensmittel.

SEELENNAHRUNG

Wie man sich ernährt, wirkt sich nicht nur auf die körperliche, sondern auch auf die seelische Gesundheit aus. Ein nährstoffreicher Speiseplan kann bei Symptomen helfen, die von Stress, Angstgefühlen und Depression verursacht werden. Regelmäßige Mahlzeiten, die ballaststoffreiche Kohlenhydrate (siehe S. 66) beinhalten, regulieren den Blutzuckerspiegel und vermeiden so Einbrüche mit Symptomen wie Energiemangel oder Reizbarkeit. Einige proteinreiche Lebensmittel enthalten die Aminosäure Tryptophan, aus der der Neurotransmitter Serotonin gebildet wird, der für Glücksgefühle sorgt. Studien zeigen, dass eine Ernährung wie die mediterrane Kost (siehe S. 122–123) mit reichlich Fisch, Gemüse, Bohnen, Obst und Vollkornprodukten dazu beitragen kann, vor Depressionen zu schützen.

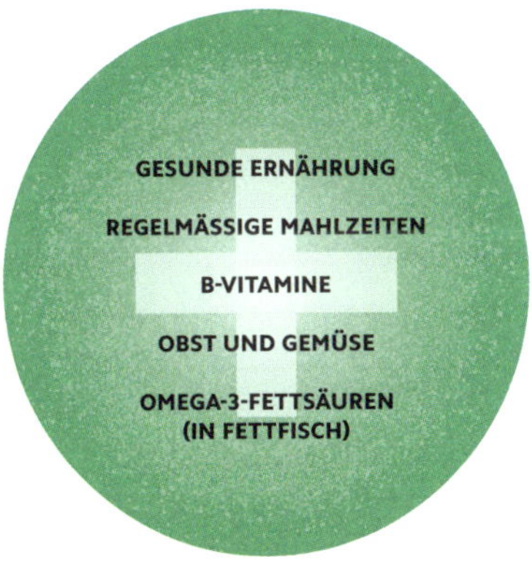
GESUNDE ERNÄHRUNG
REGELMÄSSIGE MAHLZEITEN
B-VITAMINE
OBST UND GEMÜSE
OMEGA-3-FETTSÄUREN (IN FETTFISCH)

Gute Wahl
Gesunde Lebensmittel (siehe S. 62–63) können die psychische Gesundheit verbessern, indem sie das Wohlbefinden steigern.

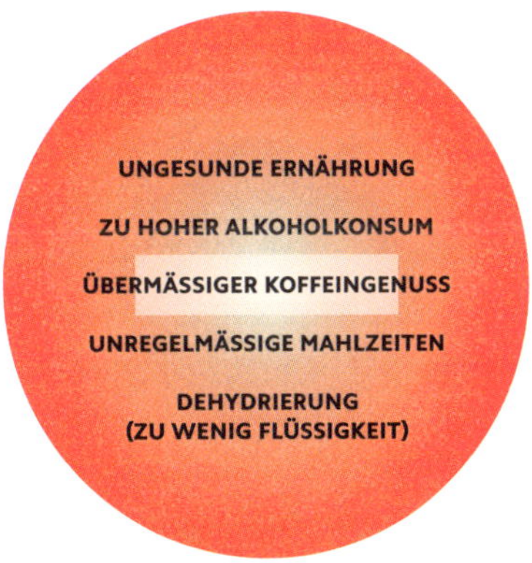
UNGESUNDE ERNÄHRUNG
ZU HOHER ALKOHOLKONSUM
ÜBERMÄSSIGER KOFFEINGENUSS
UNREGELMÄSSIGE MAHLZEITEN
DEHYDRIERUNG (ZU WENIG FLÜSSIGKEIT)

Schlechte Wahl
Koffein kann Angstgefühle verstärken. Stimmungsschwankungen können durch zu viel Alkohol (siehe S. 80), das Auslassen von Mahlzeiten (siehe S. 115) oder Dehydrierung verursacht werden.

AUS DEM TAKT

Essstörungen sind ernste, komplexe psychische Erkrankungen, die jeden treffen können, unabhängig von Geschlecht, Alter oder Ethnizität. Ein gestörtes Essverhalten – zu wenig essen, zu viel auf einmal essen oder ungesunde Methoden, das Gegessene wieder loszuwerden (etwa durch Erbrechen) – ist oft die Antwort auf eine schwierige Gefühlslage. Es gibt viele Arten von Essstörungen, einschließlich Magersucht, Bulimie und Binge-Eating-Störung (BED). Atypische Störungen, die sich nicht klar einordnen lassen, sind unter dem Sammelbegriff OSFED (Other Specified Feeding or Eating Disorder) zusammengefasst. Alle Essstörungen sind eine ernste Bedrohung für die physische und psychische Gesundheit, lassen sich jedoch mit professioneller Hilfe heilen.

ZÄHNE SCHÜTZEN

Karies und Parodontose sind weitverbreitete Probleme, doch man kann sich schützen: mit gründlicher Zahnhygiene und einer Ernährung, die Zucker sowie säurehaltige Lebensmittel und Getränke meidet (siehe unten). Bakterien im Zahnbelag ernähren sich von Kohlenhydratresten und bilden Säuren, die den Zahnschmelz angreifen. Alle kohlenhydrathaltigen Nahrungsmittel können das verursachen, doch Zucker ist am schädlichsten. Auch saures Essen, Fruchtsäfte und kohlensäurehaltige Getränke schädigen den Zahnschmelz (Zahnerosion). Bei zu viel Säure können sich Löcher bilden, die Karies zur Folge haben.

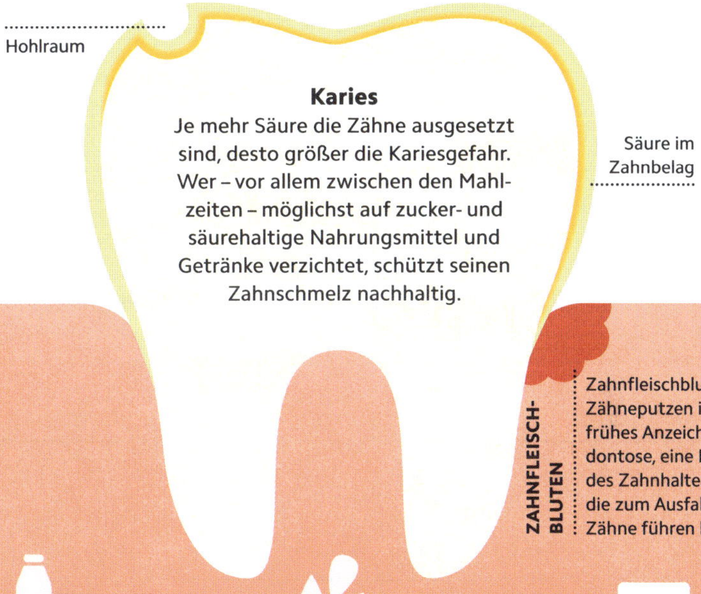

Karies
Je mehr Säure die Zähne ausgesetzt sind, desto größer die Kariesgefahr. Wer – vor allem zwischen den Mahlzeiten – möglichst auf zucker- und säurehaltige Nahrungsmittel und Getränke verzichtet, schützt seinen Zahnschmelz nachhaltig.

Zahnfleischbluten beim Zähneputzen ist ein frühes Anzeichen für Parodontose, eine Entzündung des Zahnhalteapparats, die zum Ausfallen der Zähne führen kann.

Milchprodukte essen
Milchprodukte liefern reichlich Kalzium und Phosphor, die zur Remineralisierung der Zähne nach dem Essen beitragen.

Knackiges knabbern
Knackige und feste Lebensmittel (z. B. Nüsse und rohes Gemüse) zu kauen, fördert die Produktion von Speichel, der Säuren im Mund neutralisiert.

Kaugummi kauen
Nach dem Essen 20 Minuten zuckerfreies Xylit-Kaugummi kauen regt den Speichelfluss an und unterstützt die Remineralisierung (siehe S. 38–39).

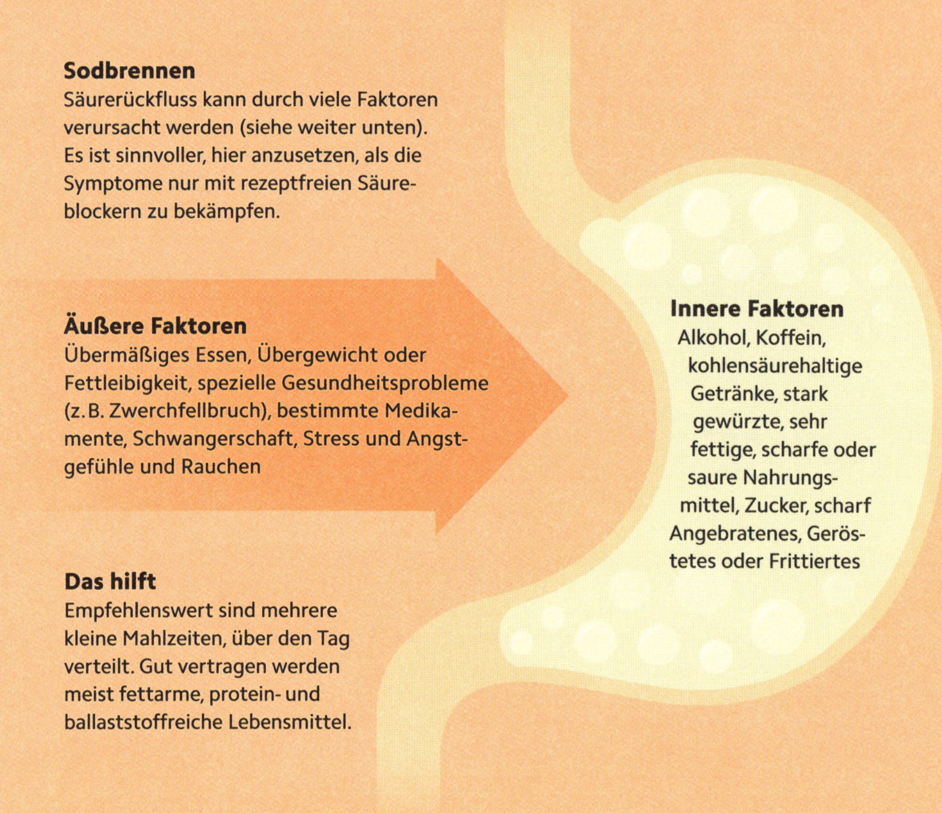

DEN MAGEN ENTLASTEN

Beschwerden im Oberbauch (Dyspepsie) können Symptome wie Sodbrennen, Übelkeit, Blähungen und Aufstoßen verursachen. Sie sind die Folge von saurem Reflux (Rückfluss), bei dem Magensäure in die Speiseröhre zum Rachen hin aufsteigt und einen unangenehm bitteren Geschmack im Mund hinterlässt. Wenn dies häufig geschieht, kann die gastroösophageale Refluxkrankheit (GERD) vorliegen, bei der es zu Husten oder Schluckauf, heiserer Stimme oder schlechtem Atem kommen kann.

DIE VERDAUUNG ANKURBELN

Verstopfung kann jeden treffen, auch Babys und Kinder, am häufigsten aber Schwangere, Frauen allgemein und ältere Erwachsene. Zu den Symptomen gehören harter Stuhl, seltener Stuhlgang, Magenschmerzen, Völlegefühl, Blähungen, Appetitlosigkeit und Übelkeit. Zu wenig Ballaststoffe und Flüssigkeit können zu Verstopfung führen, sie kann aber auch Folge mangelnder Bewegung, unterdrückten Stuhldrangs, einiger Medikamente (z.B. Eisenpräparate) und Erkrankungen wie Reizdarm (siehe S. 147) sein. Unbehandelt kann eine Verstopfung chronisch werden und Hämorrhoiden verursachen. Eine höhere Flüssigkeitsaufnahme und ballaststoffreichere Nahrung (siehe S. 20–21) sorgen für weicheren Stuhl mit mehr Volumen, der besser im Darm gleitet. Ballaststoffreiche Lebensmittel immer nur schrittweise steigern, um Blähungen zu vermeiden.

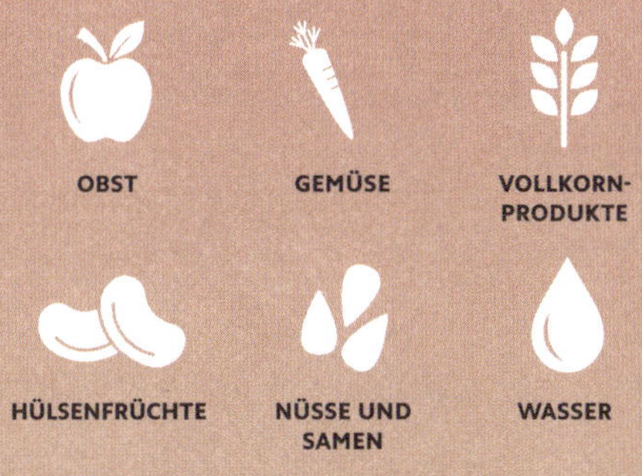

Erste Maßnahmen

Meistens ist eine Verstopfung ernährungsbedingt. Viel trinken (siehe S. 43), reichlich Ballaststoffe und ausreichend Bewegung können die Symptome in der Regel lindern.

GLUTENFREIE KOST

Zöliakie (früher Sprue) ist keine Allergie, sondern eine Autoimmunerkrankung, bei der das Immunsystem im Dünndarm das Gluten angreift (siehe unten). Der Schweregrad der Symptome ist unterschiedlich. Zöliakie zeigt sich oft mit Magenschmerzen, Verdauungsproblemen, Mattigkeit, Aphthen, Gewichtsverlust, Anämie und Hautausschlag. Die Krankheit ist nicht heilbar, eine lebenslange, strikt glutenfreie Diät ist nötig. Dabei muss auf glutenhaltige Lebensmittel wie Nudeln, Brot, Kuchen, Kekse, Pizzateig und Feingebäck aus Weizen, Gerste oder Roggen verzichtet werden. Das ermöglicht dem Darm, sich zu regenerieren. Die Betroffene leben so beschwerdefrei.

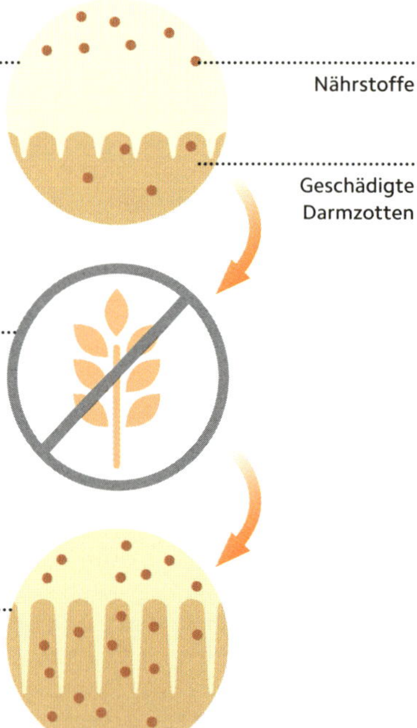

ZÖLIAKIE

Die Immunabwehr reagiert auf Gluten und beschädigt dabei die Zotten – winzige Ausstülpungen in der Dünndarmwand –, sodass diese keine Nährstoffe mehr aufnehmen können.

GLUTEN

Wenn auf alle glutenhaltigen Lebensmittel verzichtet wird, können sich die Zotten neu bilden und wieder normal funktionieren.

GESUNDE ZOTTEN

Nährstoffe aus der Nahrung können wieder ungehindert augenommen werden.

DEN DARM BERUHIGEN

Beim Reizdarmsyndrom (RDS) können Symptome wie Krämpfe, Völlegefühl, Durchfall und Verstopfung auftreten. Die Ursache für RDS ist unbekannt, man vermutet jedoch, dass es mit Stress, übersensiblen Darmnerven und Nahrung zu tun hat, die entweder zu schnell oder zu langsam den Darm passiert. Die Krankheit ist nicht heilbar, eine Ernährungsumstellung kann jedoch helfen (siehe rechts). Dauern die Beschwerden an, sollte ärztlicher Rat eingeholt werden, um eine Zöliakie (siehe links) oder eine chronisch-entzündliche Darmerkrankung auszuschließen. Der Arzt oder die Ärztin kann weitere Formen der Behandlung empfehlen.

GESUNDE ERNÄHRUNG

Keine Mahlzeiten auslassen; regelmäßig und langsam essen; Getränke mit Kohlensäure, Alkohol und Koffein meiden; weniger fette und scharfe Speisen essen; Obst auf drei Portionen täglich beschränken; eventuell vier Wochen lang Probiotika einnehmen.

SYMPTOME DOKUMENTIEREN

Ein Tagebuch, in dem Essen, Stimmungslagen und Beschwerden notiert werden, hilft, Symptome mit bestimmten Lebensmitteln, Ereignissen oder Emotionen in Verbindung zu bringen. So können manche Nahrungsmittel (z. B. Bohnen, Zwiebeln) Blähungen verursachen und zu viele Ballaststoffe Durchfall verschlimmern.

ERNÄHRUNGSUMSTELLUNG

Wenn das Ernährungstagebuch ein bestimmtes Lebensmittel mit Beschwerden verbindet, sollte man darauf verzichten. Nehmen die Beschwerden ab, testet man das Lebensmittel erneut, ob es wieder Beschwerden verursacht. Ein qualifizierter Ernährungsberater kann helfen, wenn viele Nahrungsmittel problematisch sind.

WENN BESCHWERDEN ANDAUERN

Ernährungsberater oder Ärzte empfehlen mitunter eine FODMAP-arme-Diät (siehe S. 130), bei der bestimmte Kohlenhydrate gemieden werden, die in Obst, Gemüse, Milch und Hülsenfrüchten vorkommen und die der Dünndarm schlecht aufnehmen kann.

ALLERGIEN

Eine Lebensmittelallergie ist eine anormale Immunreaktion auf ein bestimmtes Lebensmittel und kann sofort oder verzögert auftreten. Der Körper identifiziert ein Protein in Nahrungsmitteln (z. B. in Nüssen) als Gefahr und produziert IgE-Antikörper. Daraufhin werden Substanzen (z. B. Histamine) ausgeschüttet, die Symptome auslösen, welche von mild bis lebensbedrohlich (anaphylaktischer Schock) ausfallen können. Für eine späte Immunreaktion ist ebenfalls das Immunsystem verantwortlich, allerdings ohne Beteiligung von IgE-Antikörpern. Hier fallen die Reaktionen unterschiedlich aus und Symptome können erst Tage später auftreten.

Häufigkeit
Etwa 5–8 % aller Kinder und 1–2 % aller Erwachsenen haben eine Lebensmittelallergie.

Ursache
Sie werden durch die Immunantwort auf ein Protein in der Nahrung ausgelöst, Antikörper werden gebildet.

0–2 STD.

Reaktion
Tritt meist innerhalb von Minuten oder binnen 2 Stunden auf. Beim Spättyp kann es Tage dauern.

Symptome
Können sich in Erbrechen, Juckreiz, Anschwellen der Lippen und Augen oder anaphylaktischem Schock äußern.

Diagnose
Durch ärztliche Untersuchung, bei der ein Allergie-Bluttest oder Prick-Test durchgeführt werden kann.

HÄUFIGE AUSLÖSER

MILCH · EIER · ERDNÜSSE · SCHALENFRÜCHTE · WEIZEN · MEERESFRÜCHTE

UNVERTRÄGLICHKEITEN

Häufigkeit
Studien zufolge leiden 15–20 % aller Menschen weltweit an einer Nahrungsmittel-Intoleranz.

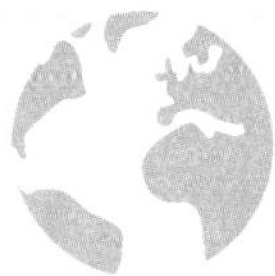

Ursache
Der Körper reagiert empfindlich auf ein Nahrungsmittel, das er nicht verarbeiten kann.

Reaktion
Unverträglichkeiten können sofort eintreten, entwickeln sich aber oft eher langsam.

Symptome
Äußern sich in Hautausschlägen und Ekzemen, Bauchschmerzen und Verdauungsproblemen.

Diagnose
Ein qualifizierter Ernährungsberater begleitet bei einer Eliminationsdiät und der Wiedereinführungsphase.

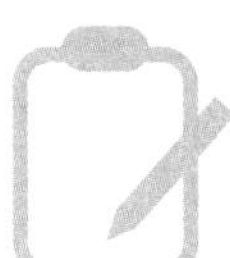

Eine sogenannte Nahrungsmittelunverträglichkeit (Intoleranz) betrifft anders als eine Allergie nicht das Immunsystem. Sie tritt auf, wenn der Körper empfindlich auf einen Inhaltsstoff wie Salicylate (z. B. in Obst, Gemüse oder Nüssen) oder Histamin (z. B. in Salami) reagiert oder diesen nicht verarbeiten kann, wie etwa Laktose in Milch. Dies kann eine Reihe von plötzlichen und verzögerten Reaktionen auslösen, die unterschiedlich stark ausfallen. Da das Immunsystem nicht beteiligt ist, sind Unverträglichkeiten schwer zu diagnostizieren. Kleinere Mengen dieser Nahrung werden manchmal ohne Nebenwirkungen vertragen.

HÄUFIGE AUSLÖSER

LAKTOSE	KOFFEIN	GLUTEN	ALKOHOL	SALICYLATE	HISTAMIN

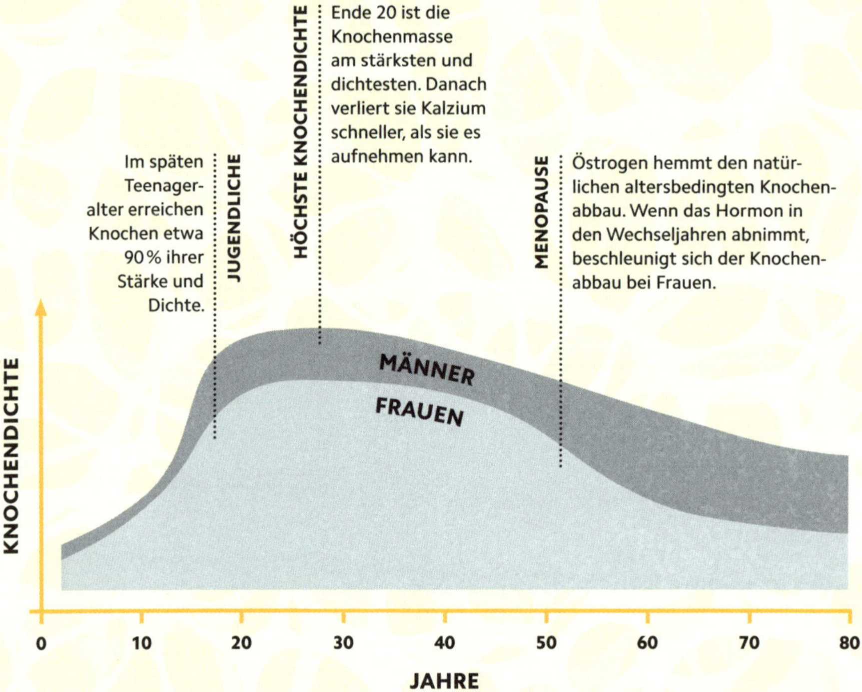

PRÄVENTION ZÄHLT

Bei der Erkrankung Osteoporose werden die Knochen so schwach, dass sie leicht brechen können. Weltweit erleiden eine von drei Frauen und jeder fünfte Mann einen durch Osteroporose verursachten Bruch. Die Vorbeugung beginnt schon in der Kindheit. Eine knochenfreundliche Ernährung (siehe S. 108) in Jugendjahren sorgt für die Bildung einer höheren maximalen Knochendichte und damit für starke Knochen. Auch geringer Koffein- und Alkoholgenuss, ein gesundes Gewicht und der Verzicht auf Nikotin schützen vor Knochenabbau. Ältere Frauen und Männer können bei Osteoporoserisiko oder -diagnose Kalzium und Vitamin D supplementieren. Zu viel Retinol (Vitamin A) schwächt die Knochen.

GELENKSCHMERZ LINDERN

Es gibt viele Formen von Arthritis. Am weitesten verbreitet sind Arthrose und rheumatoide Arthritis (siehe unten) – alle verursachen schmerzhafte Entzündungen in den Gelenken. Der Prozess ist nicht heilbar, lässt sich aber verlangsamen. Wo nötig, kann eine Gewichtsabnahme den Druck auf die Gelenke verringern. Eine mediterrane Kost (siehe S. 122–123), die reich an entzündungshemmenden Nährstoffen ist, hilft dabei, die Symptome zu lindern. Jüngsten Studien zufolge könnte ein Zusammenhang zwischen dem Mikrobiom und rheumatoider Arthritis bestehen, was für mehr präbiotische und probiotische Lebensmittel in der täglichen Ernährung spricht (siehe S. 106).

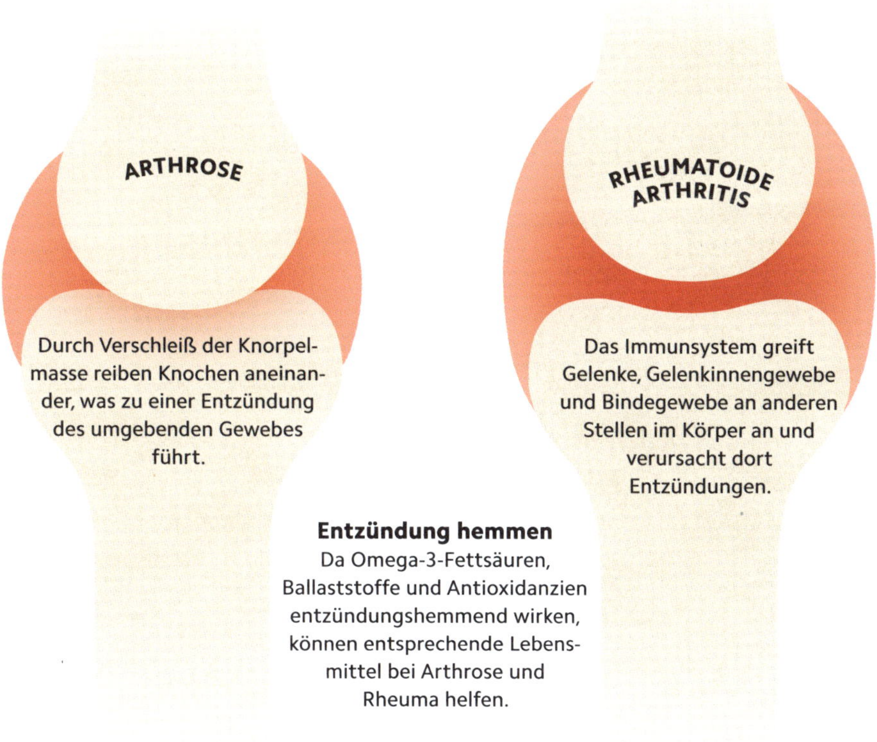

Entzündung hemmen
Da Omega-3-Fettsäuren, Ballaststoffe und Antioxidanzien entzündungshemmend wirken, können entsprechende Lebensmittel bei Arthrose und Rheuma helfen.

BLUTBILD

Unter den vielen Arten von Anämie (Blutarmut) ist die Eisenmangelanämie die häufigste Form. Sie betrifft weltweit rund 500 Millionen Menschen. Aufgrund geringer Eisenspeicher werden dabei weniger rote Blutplättchen gebildet, sodass auch weniger Sauerstoff durch den Körper transportiert wird. Symptome sind blasse Haut, extreme Erschöpfung, Herzrasen und Kurzatmigkeit. Im ersten Schritt sollte die Ernährung mehr eisenhaltige Nährstoffe enthalten (siehe S. 34), ein Arzt kann zusätzlich Eisenpräparate verschreiben. Ein Mangel an den Vitaminen B_9 und B_{12} (siehe S. 24–25) kann ebenfalls zu einer Anämie führen, bei der die roten Blutkörperchen so groß sind, dass sie nicht mehr richtig arbeiten können (makrozytäre, hyperchrome Anämie).

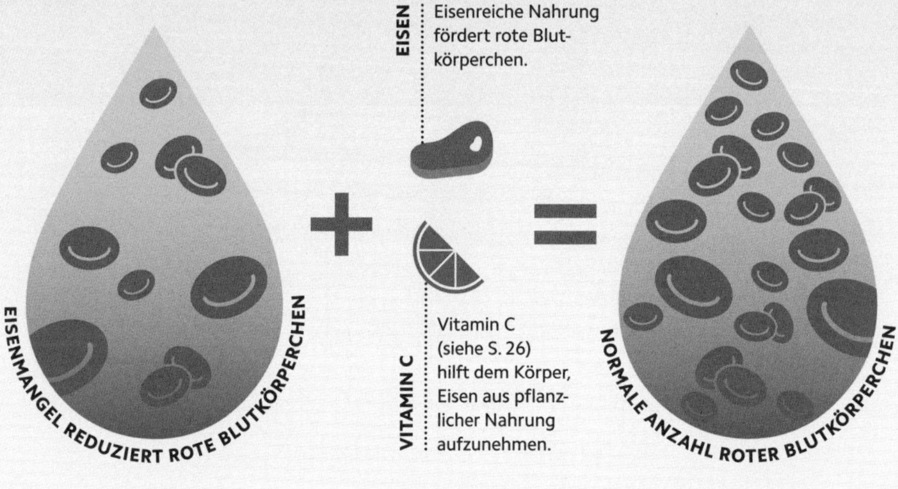

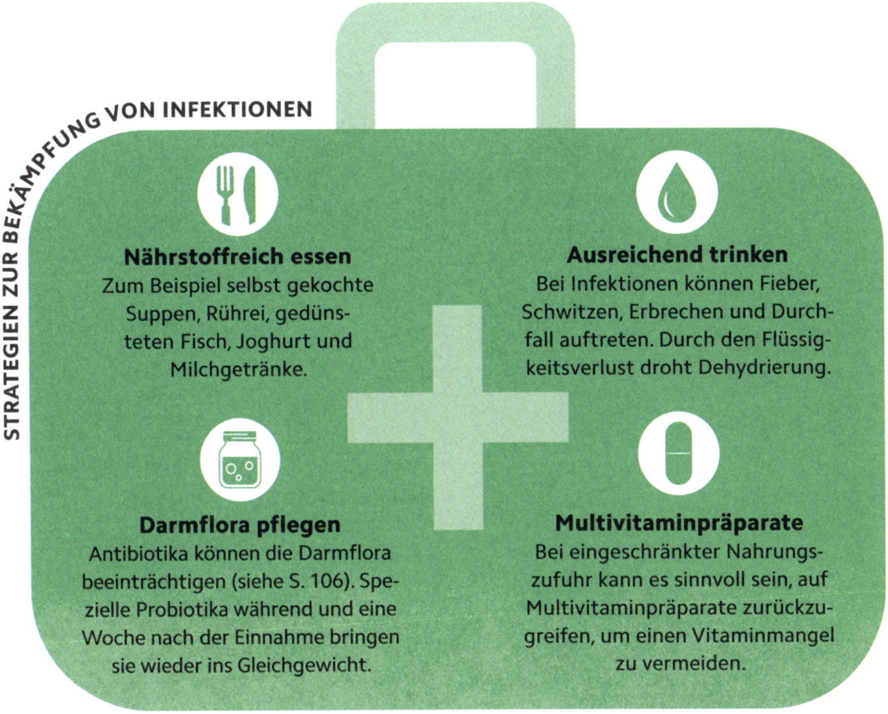
STRATEGIEN ZUR BEKÄMPFUNG VON INFEKTIONEN
Nährstoffreich essen
Zum Beispiel selbst gekochte Suppen, Rührei, gedünsteten Fisch, Joghurt und Milchgetränke.
Ausreichend trinken
Bei Infektionen können Fieber, Schwitzen, Erbrechen und Durchfall auftreten. Durch den Flüssigkeitsverlust droht Dehydrierung.
Darmflora pflegen
Antibiotika können die Darmflora beeinträchtigen (siehe S. 106). Spezielle Probiotika während und eine Woche nach der Einnahme bringen sie wieder ins Gleichgewicht.
Multivitaminpräparate
Bei eingeschränkter Nahrungszufuhr kann es sinnvoll sein, auf Multivitaminpräparate zurückzugreifen, um einen Vitaminmangel zu vermeiden.

ENTZÜNDUNGEN VORBEUGEN

Viele Nährstoffe stärken das Immunsystem (siehe S. 107), doch Infektionen wie Erkältungen, COVID-19, Lungenentzündung, Gastroenteritis, Harnwegsinfektionen oder infizierte Wunden lassen sich nicht mit einzelnen Lebensmitteln und Nährstoffen verhindern oder heilen. Zur Bekämpfung einer Infektion benötigt der Körper eine erhöhte Zufuhr an Energie und Nährstoffen. So kann eine nährstoffreiche Kost (siehe S. 61) die Heilung unterstützen, während Mangelversorgung (siehe S. 139) sie verzögert. Wer krank ist, hat oft wenig Appetit – hilfreich sind daher kleine, aber häufige Portionen nährstoffreichen Essens und viel Flüssigkeit. Rehydrationslösungen, Probiotika sowie Vitamin- und Mineralstoffpräparate können den Heilungsprozess ebenfalls beschleunigen.

ZYKLUS-FOOD ESSEN FÜR DIE HORMONE

Das prämenstruelle Syndrom (PMS) betrifft viele Frauen in der zweiten Hälfte des Menstruationszyklus und wird wahrscheinlich durch Hormonschwankungen verursacht. Zu den Symptomen zählen Stimmungsschwankungen, Gereiztheit, Müdigkeit, Spannungsgefühl in der Brust, Kopfschmerzen und Hautprobleme (z.B. Akne). Sind die Beschwerden besonders stark, kann eine prämenstruelle dysphorische Störung (PMDS) vorliegen. PMS wirkt sich auch auf das Essverhalten – viele Frauen verspüren bestimmte Essensgelüste, erhoffen sich mehr Energie von süßen Snacks oder brauchen tröstliche Speisen. Regelmäßige Mahlzeiten, bei denen die unten stehenden Nährstoffe enthalten sind, können die Beschwerden lindern.

Ballaststoffe
Eine ballaststoffreiche Nahrung (siehe S. 20–21) kann Symptome mildern, da sie den Blutzuckerspiegel stabil hält.

Omega-3-Fettsäuren
Studien zeigen, dass sie PMS-Beschwerden verringern können. Fette Meeresfische sind dafür die beste Quelle.

Kalzium und Vitamin D
Forscher haben festgestellt, dass ein Mangel hieran PMS-Symptome verursachen oder verstärken kann. Quellen siehe S. 31 und 27.

B-Vitamine
Vor allem Vitamin B_6 (siehe S. 24) unterstützt den Stoffwechsel bei der Regulierung der Hormonaktivität.

MILCH

Milch enthält viel Tryptophan und Kalzium. Zu wenig davon kann möglicherweise für Schlafstörungen sorgen.

KRÄUTERTEE

Bestimmte Kräuterteesorten können beim Einschlafen helfen (z. B. Kamille, ein natürliches Beruhigungsmittel).

KOFFEIN

In den letzten vier Stunden vor dem Zubettgehen sollte man auf Kaffee, schwarzen und grünen Tee, Cola und Energydrinks verzichten.

ALKOHOL

Alkohol stört den Schlaf, da der Körper ihn verarbeiten muss.

FÜR EINEN GUTEN SCHLAF

Während des Schlafens laufen im Körper Regenerationsprozesse ab. Daher kann regelmäßiger Schlafentzug zu gesundheitlichen Problemen wie Herzerkrankungen, Bluthochdruck, Typ-2-Diabetes, verminderter Immunabwehr und Depressionen führen. Bestimmte Nahrungsmittel (siehe oben) wirken schlaffördernd – vor allem proteinhaltige Lebensmittel, die meist Tryptophan enthalten, eine an der Serotoninbildung beteiligte Aminosäure. Serotonin wird dann in das Schlafhormon Melatonin umgewandelt. Stimulierende Substanzen (z. B. Koffein) und üppige Mahlzeiten sollten vor dem Zubettgehen vermieden werden – Letzteres kann Verdauungsstörungen verursachen.

REGISTER

Die **fett** gedruckten Seitenzahlen beziehen sich auf Haupteinträge.

I

JK

L

M

N

O

P

QR

S

DANK

Der Verlag dankt Vanessa Hamilton und Mark Lloyd für die Illustrationen, Ginger Hultin für ihre Beratung, Kristina Routh für den Faktencheck, Bonnie Macleod für die redaktionelle Unterstützung und Suhita Dharamjit, Harish Aggarwal und Priyanka Sharma für die Umschlaggestaltung.

150 Shutterstock.com: eranicle (background)

Noch mehr Ernährungswissen
und die perfekten Rezepte gleich mit dazu!

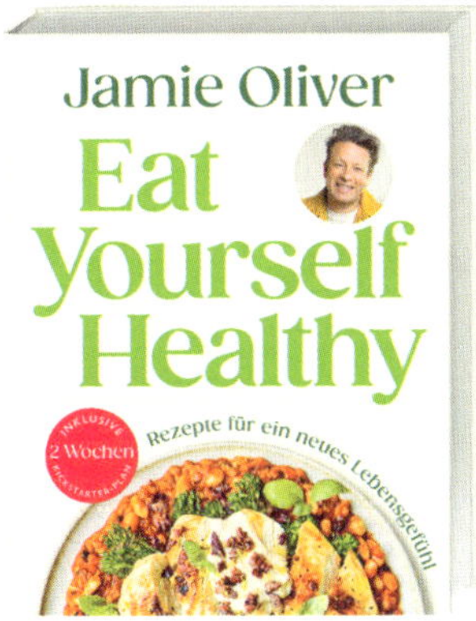

ISBN 978-3-8310-5230-1

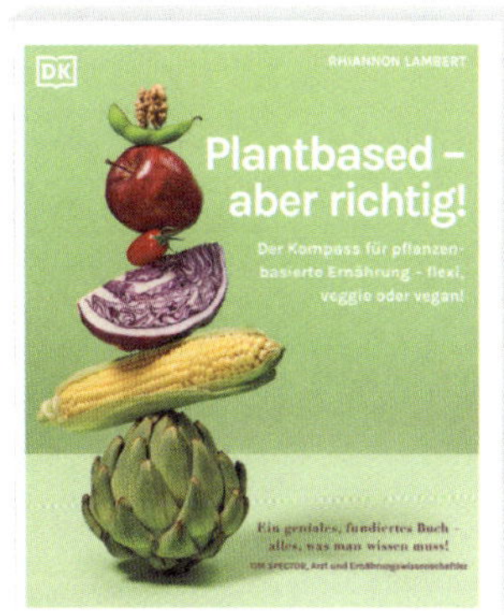

ISBN 978-3-8310-5033-8

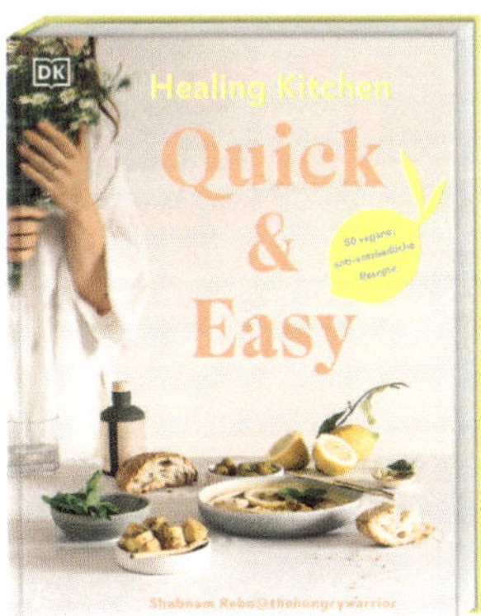

ISBN 978-3-8310-4844-1

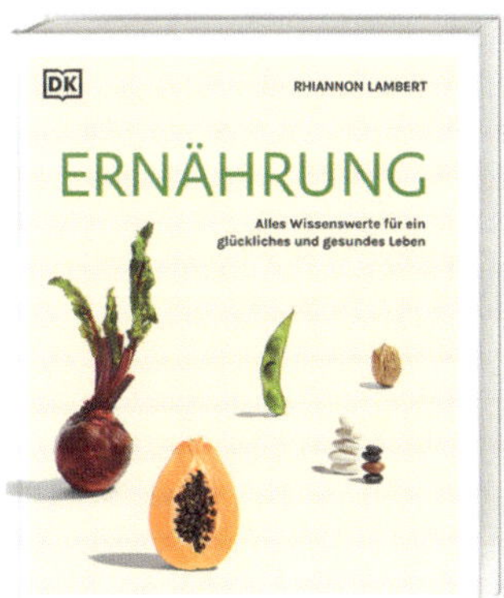

ISBN 978-3-8310-4593-8

DK
www.dk-verlag.de

Neugierig auf mehr?